認知症の人と一緒に作る
アルバム自分史

症状が緩和され笑顔が戻る魔法のケア

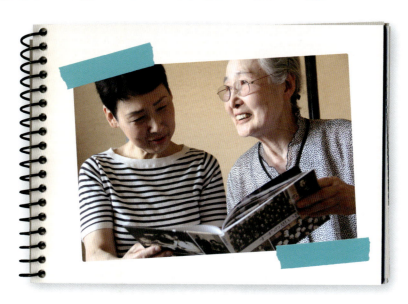

北林陽児　山本由子

はじめに

　アルバム自分史作りは、明るく、楽しく、そして感動的な認知症ケアです。私が初めて作ったアルバム自分史は自分の祖母のためのものでした。祖母のところに通って聴き取りをしてアルバム自分史を作って渡したところ、翌日から祖母の表情が変わり気力が溢れてきただけでなく、記憶力までもが蘇っていました。以来、「認知症ケアのための自分史」をコンセプトに多くの方々を取材して作ったり、カルチャー講座で制作指導する仕事をしてきました。

　認知症の方のアルバム自分史を作ると、その本人だけではなく、直接介護に関わっている家族や介護士、少し離れた親戚や友人にまで素晴らしい影響を与えることができます。私の祖母は、アルバム自分史をきっかけにして、入所していた福祉施設から出て自宅で生活を始めました。そのままもう6年に渡って自宅生活を続けています。これは、本人が元気になったというだけでなく、家族が祖母に対してもっと幸せな生活を送って欲しいと願い、そのための支援を惜しまなくなったという心の変化があったから実現したことだと思います。

　介護生活は本人にも家族にも大きな負担がかかります。「アルバム自分史作りによって物理的負担と精神的負担が少しでも軽減されれば」という思いから、アルバム自分史作りの仕事を続けてきましたが、さらに多くの人に実践していただきたいと思い、この本を書きました。日々進展する高齢化社会を少しでも明るくすることに貢献できればと思っております。

2019年9月

北林陽児

はじめに

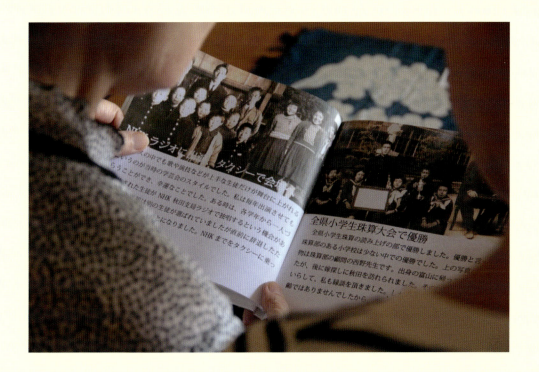

※本書は、高齢者（65歳以上）の方を想定したアルバム自分史作りの方法を紹介しています。もちろん若年性認知症（65歳未満で発症する認知症）の方も、本書のアルバム自分史作りによって症状緩和の効果を見出せる読者対象の範囲内と言えますが、過去を振り返る前に、仕事を失う、家族との関係性といった現実的な問題が優先する場合があります。本人の置かれている環境や家族の心の状況を踏まえた上で、制作を検討されることをおすすめします。

事例紹介

娘が母のアルバム自分史を制作したケース
コメント：娘（の高山さん）

　ここでは、実際に制作されたアルバム自分史を紹介します。また、それぞれのページをどのような意図で作られたのか、制作者本人に伺ったお話を紹介します。

制作時の状況

制作時期：2015年12月10日完成
制作者：娘（当時70代女性）
主人公：母（当時97歳）
認知症の程度：要介護4

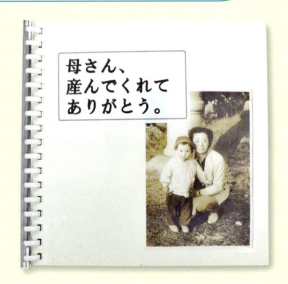

○ 制作したアルバム自分史

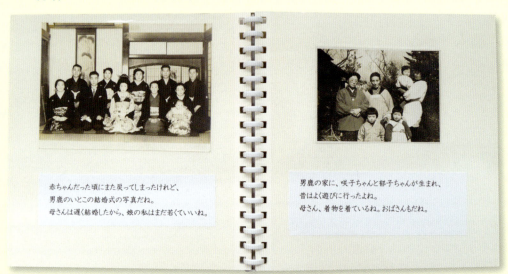

巻頭特集・事例紹介

制作者がページに込めた意図

○ 父の写真

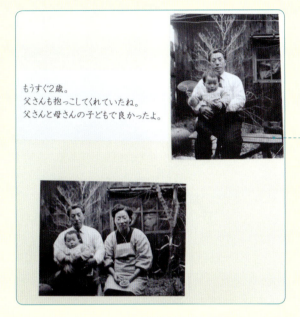

もうすぐ2歳。
父さんも抱っこしてくれていたね。
父さんと母さんの子どもで良かったよ。

制作者コメント

このページを見た人から「旦那さんはいい男だね」「娘さん可愛いね」などと言われて、母はとても嬉しいようでした。家族のことを褒められるのが何よりも嬉しいみたいです。そこから家族の昔話になったり、一枚の写真から話が膨らむんです。

○ 同年齢の母と私

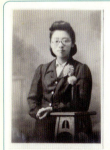
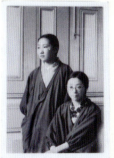
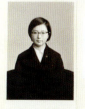

母さんは営林局の18歳、私は北高の18歳。
いつも言うけど、
「職業婦人」だった母さんを尊敬しています。

制作者コメント

写真を選ぶときも、単に可愛いというだけでなく、写真を見て盛り上がるという、影響力のある写真がいいですね。その写真を見るだけで、いろいろな思い出が引き出されてくるような…。思い出とヒモづいていることが重要なんだと思います。
（同じ年齢の時の母（上）と娘（下）を並べた写真）

005

○ 家の庭

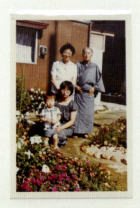

広面の鬼頭の家で。
父さんの花壇がすごいね。
父さんの、このゆかたも母さんが縫ったんだよね。

> 制作者コメント
>
> 父は花を植えるのが大好きだったのですが、このページを見る度、母は「借家の庭に花を植えても何も面白くない」と言って話が盛り上がりました。
> この庭には、写真で見切れている場所にも花が植えてあったんですよ。写っているのがここしかなくて、残念だと母は言っていました。一部しか写っていなくても、心の中では全部が再生されているんですよね。写真の左右に広がる庭が、他の人には見えなくても、母には見える。そうすると、写真とは何かという話にもつながり面白いですね。

○ 大好きな歌

『 ゴンドラの唄 』
いのち短し 恋せよ乙女

いのち短し 恋せよ乙女
朱き唇 褪せぬ間に
熱き血潮の冷えぬ間に
明日の月日はないものを

感謝の気持ちを込めて、母さんの大好きな
『ゴンドラの唄』をプレゼント！
いのち短し 恋せよ乙女〜♪
毎日一緒に歌おうね。

> 制作者コメント
>
> これは母が好きな歌。アルバム自分史を作る講座で、一緒に自分史を作っている方が「私は母の好きだった歌の歌詞を入れる」という人がいたので、じゃあ母はゴンドラの唄が好きだったなと思って、私も歌詞を入れました。仲間と作ると、ページを作り上げるきっかけが生まれますね。

制作者インタビュー ▶ 高山さん（娘）

北林：高山さんはお母様のアルバム自分史を制作されましたが、完成後はアルバム自分史をどう活用されましたか？

高山：本人が入った施設で活用しました。施設に必ず持って行って、お見舞いに来た人や施設の人も読んでくれたりして。このときはこうだったと説明したり、自慢したりしていたようです。施設の人との会話のきっかけになっていたようです。

北林：やはり介護士さんだとか、知人でお見舞いに来てくれた人とのコミュニケーションに役立ちますよね。

高山：そうですね。それから、コミュニケーションの際に大事になるのは「行間を読むこと」ですね。写っていないところから、どれだけ話を引き出せるか、それがアルバム自分史を使ってケアする際に大切になると思います。

北林：制作者として心境の変化はありましたか？

高山：作ることは、介護する家族のための心の整理と、エネルギーの回復に大いに役立ちました。
母の難儀した背景を理解することができたことで、本人を再評価して、母に対する感謝とか尊敬の気持ちをとり戻すことができました。前はストレスなことがあったときに、「もう介護なんて嫌だ」と思っていたけど、同じことがあった時に嫌だと思わず対処できるようになりました。できなくなってしまったことを残念がるのではなくて、いま一生懸命やっていることを褒められるようになったんですね。
このようなまとめる機会があったから、母が亡くなった後も、最後は介護に悔いのない状態になりました。

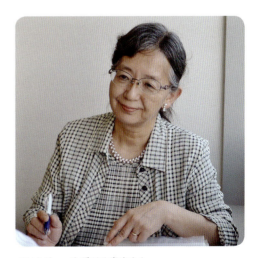

インタビューを受ける高山さん

事例紹介

第三者が高齢者のアルバム自分史を制作したケース
コメント：本人（アルバム自分史の主人公）

ここでは、第三者にアルバム自分史を作ってもらった本人と、その家族が、アルバム自分史についてどう感じているのか、紹介します。

制作時の状況

制作期間：2012年完成
制作者：第三者（本書の著者、北林）
主人公：山田さんの母（当時91歳）
認知症の程度：軽度

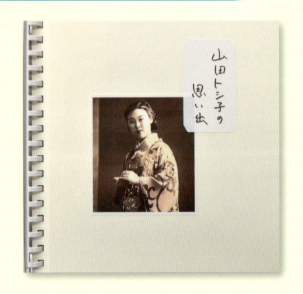

○ 制作したアルバム自分史

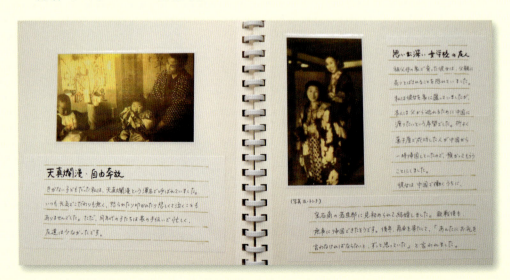

巻頭特集・事例紹介

本人がページを開いて思い出すこと

○ 親の結婚

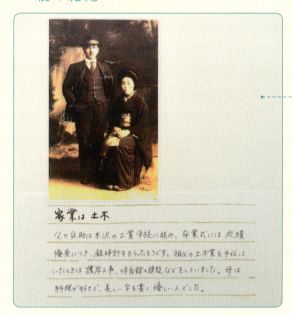

家業は土木

父の兵助は米沢の工業学校に進み、卒業式には成績優秀につき、銀時計をもらったそうです。祖父の土木業を手伝っていたときは護岸工事、体育館の建設などをしていました。母は料理が好きで、美しい字を書く優しい人でした。

本人（主人公）コメント

実は、うちは名家でね、父も母も優秀でした。おじいさんの家は人をたくさん雇っていたから、いつも人の出入りがあって慌しかったです。

○ 雅叙園の写真

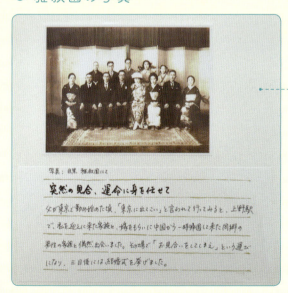

写真：目黒 雅叙園にて

突然の見合、運命に身を任せて

父が東京で勤めの始めた頃、「東京に出てこい」と言われて行ってみると、上野駅で、私を迎えに来た家族と、嫁をもらいに中国から一時帰国に来た同郷の男性の家族と偶然出会いました。その場で「お見合いをさせてくれる」という運びになり、三日後には結婚式を挙げました。

本人（主人公）コメント

主人は軍属で中国にいたけれど、嫁探しのために一時帰国したんです。「一ヶ月の休暇中に嫁を探せ」と家族に言われていたらしいです。結婚式のこの写真は雅叙園で撮りました。私、有名でしたから（笑）。このあと、（住んでいた）秋田でももう一回結婚式をしました。

○ 中国での新婚旅行

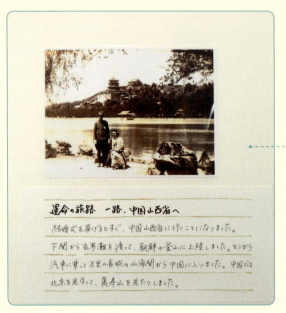

運命の旅路　一路、中国山西省へ

結婚式を挙げるとすぐ、中国山西省に行くことになりました。下関から玄界灘を渡って、朝鮮の釜山に上陸しました。そこから汽車に乗って万里の長城の山海関から中国に入りました。中国では北京を見学して、萬寿山を見たりしました。

本人（主人公）コメント

結婚してすぐ中国に戻ったから、新婚旅行に連れて行ってくれました。萬寿山は皇帝が西太后のために造った湖でね、白い船を浮かべて遊んだりしたらしいですね。

○ 中国のときの家

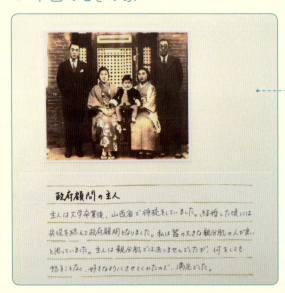

政府顧問の主人

主人は大学卒業後、山西省で将校をしていました。結婚した頃には兵役を終えて政府顧問となりました。私は器の大きな親分肌の人が夫、と思っていました。主人は親分肌ではありませんでしたが、何をしても怒ることなく、好きなようにさせてくれたので、満足でした。

本人（主人公）コメント

これは中国に住んでいたときの家の門の前で撮った写真です。この子は理久子（長女）ですね。この頃は裕福で、食べ物に困りませんでした。

010

巻頭特集・事例紹介

家族インタビュー ▶ 本人の娘

北林：お母様の自分史を読まれて、どう感じますか？
娘：内容は知っていたことだけどよかったです。母もよく見ていましたし。
北林：すぐ見えるところに置いて、頻繁にご覧いただいていたと伺いました。
娘：本当によく開いてましたよ。あとは家に来た人みんなに見せていました。
北林：本当ですか。どんな人に見せていましたか？
娘：麻雀友達とか、介護士、同級生、マッサージの人とか、チャンスがあれば誰にでも見せていましたね。
北林：自分史があると会話しやすいですよね。先ほどお母様とお話していたら、私が聞いたことのない話をされているんですよ。昔住んでいた中国の家畜の食べ物の話だとか。もう聴き尽くしたと思っていたのに。
娘：そうかもしれないですね。中国の話は多くて、私が料理をすると「中国ではこの材料なかった」とか。逆に、日本に引き揚げてすぐの難儀だった頃の話はしないです。
北林：それは、（自分史を制作した）当時も聞きませんでした。

娘：そういう話は周りの人にはほとんどしませんね。
北林：お母様はいつも「私は楽しいばかりの人生で、辛いことなんてなかった！」とおっしゃいますね。
娘：どんなに苦しいときも、自分の楽しみは持っていたようでしたからね。
北林：難儀な頃も当然あったでしょうね。
娘：実は父も、母の自分史を作るより前に自分史を作ったけど、やっぱり辛いときの思い出は書いてなかったですね。二人とも、自分史には自分の忘れたくない部分を書こうとしたのかもしれません。

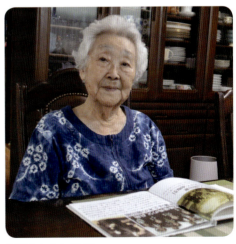

山田さんのお母様

制作に便利な道具や材料

アルバム自分史作りに使用する道具はもちろん自由ですが、
効率や質を重視する場合には、次のグッズやサービスを
活用するのがおすすめです。

アルバム

アルバム自分史は、介護現場での活用という目的に沿う形にデザインされていなければなりませんが、「ポリプロピレンカバー台紙に書きこめるアルバム」(無印良品)は様々な面で目的に合致した素晴らしいアルバムです。

- **スクエアタイプ(縦22cm×横23cm)で取り回しが容易なサイズ**
  高齢者でも自分一人で取り回しのできる大きさ・重さです。
- **汚れにくい**
  長年に渡って、いつも身近に置かれて繰り返し読まれますので、汚れに強くなければなりません。
- **デザインがシンプル**
  色や形に強い個性があるとご本人や家族の好みに合わず、作っても活用されない場合があります。また、ご本人が長年使用した後も、ご家族によって保管されるものなので、飽きのこないデザインが望ましいです。
- **入手が簡単で安価**
  無印良品は多くの実店舗があるだけでなく、ネット販売も行っています。施設がまとめての購入する場合にも便利です。また、値段も比較的安価です。
- **台紙を追加できる**
  リフィールがあるので、必要に応じて台紙を追加することもできます(5枚追加可能)。

巻頭特集・制作に便利な道具や材料

ポリプロピレンカバー台紙に書きこめるアルバム（無印良品）

プリンター

　家族がアルバム自分史を作る場合は、原本の写真をそのまま使用しても良いかもしれません。ただし、福祉施設で制作する場合は、アルバムは利用者と家族の大切な心の財産ですから、無断で使用することは当然、アルバム原本から写真を剥がしたり張り替えたりすることも避けた方が良いです。そうするとコピーしなければなりませんが、インクジェットプリンターはインク代が非常に高価です。
　そこでおすすめしたいのはEPSONのエコタンク方式のプリンターです。最初の機器購入時はやや高いのですが、いくら印刷しても使いきれないほどのインクが同包されてきます。

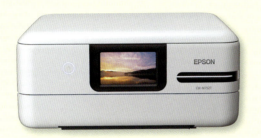

エコタンク搭載モデルのプリンター例（EPSON）EW-M752T（2019年10月24日発売予定）

013

写真用紙

　プリンターで写真を印刷する際に大切なのは、実はプリンター以上に紙です。ツルツルの専用用紙を用いると綺麗に印刷できます。おすすめなのは「写真用紙ライト」(EPSON)です。これは、表面がツルツルした美しい紙です。通常の写真用紙よりも薄い感じがしますが、アルバムに封入するので全く問題ありません。むしろ、アルバム全体として軽く作ることができるので、介護という使用目的に適しています。もちろん、通常の写真用紙よりもライトの方が低価格でもあります。

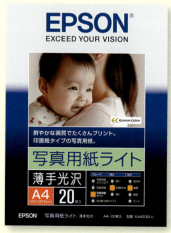

写真用紙ライト(EPSON)

スマートフォンでのスキャン

　原本の写真を使わずに複製しようとする場合に面倒なのは、スキャンと印刷の手間です。いくらエコタンク方式のプリンターと写真用紙ライトでコスト削減しても、手間がかかることは避けられません。そこで是非おすすめしたいのが、スマートフォンアプリでスキャンを行ってしまうことです。アプリをダウンロードして、スマートフォンのカメラで紙焼き写真を写せばスキャンができます。

巻頭特集・制作に便利な道具や材料

写真の印刷

「写真を印刷するのはやっぱり手間で、そのような時間はない…」という場合には、いっそのこと印刷会社に注文してしまう方法もあります。インターネットから注文する「しまうまプリント」は、HPやスマートフォンアプリから写真データを送って注文すれば、数日で写真を受け取れます。1枚6円（「しまうまオリジナル」のL版。送料別。2019年9月現在）という低価格ですから、もし1冊のアルバム自分史に100枚の写真を使うにしてもコストは600円で済みます。

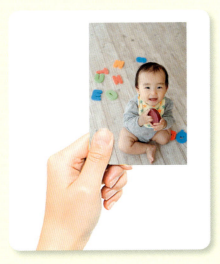

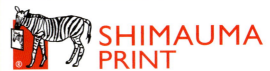

写真プリント
（しまうまプリントシステム株式会社）

文章を書くための用紙

オリジナルな工夫で個性を出したいという場合には、物語を書き込む紙にこだわってみましょう。例えば、和紙を使っても良いと思いますし、オシャレな一筆箋を使ってみても良いでしょう。ただし、通常の一筆箋は縦書きを前提として作られているので、縦書きでも横書きでも対応できるデザインのものを選びましょう。

施設で作る場合には、あまり柄の少ないシンプルな用紙を複数用意しておいて、本人や家族に選んでいただくと愛着が強まります。凝った模様や派手な色を多用した柄の紙を用いてしまうと、デザインの難易度が高くなるので注意しましょう。

015

フォトブック

　スマートフォンやパソコンを日常的に使われている方であれば、アルバム自分史のような写真とコメントで構成された本を作ろうとする場合、一番簡単なサービスは「フォトブック」かもしれません。これは、スマートフォンやパソコン上で、画像データと文字を指定するだけで、簡単に写真集のような本を発注できるサービスです。各社のサービスや仕上がりサイズ、ページ数などにもよりますが、1,000円以下の手ごろな値段のものが多くあります。例えば、先ほど挙げた「しまうまプリント」でも、フォトブックのサービスがあります（2019年9月現在）。

　アルバム自分史として、フォトブックのサービスを検討される場合は、サイズに留意します。高齢者がベッドに横になりながらでも開きやすく、かつ認識のしやすい適度な大きさが確保できるサイズだと、アルバム自分史として理想的です。

　本書の主な目的は、「アルバム自分史の効率的な制作」ではなく、「認知症の方へのケアとしてのアルバム自分史制作」を紹介することです。そのため、認知症の方の話をじっくり聴くという認知症ケアや、その後のケアのためのアルバム自分史活用といった目的が達成されるのであれば、このような効率的なサービスを利用しても良いかもしれません。ただし、写真用紙そのものにも傷やしみ、匂いなどの情報が多く含まれているので、あくまでアナログにこだわることにも大きな価値があります。

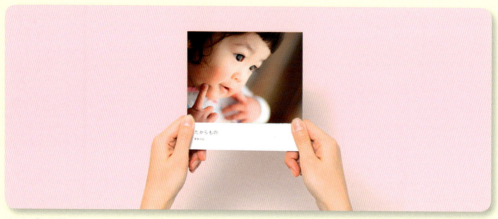

フォトブック例　A5スクエアサイズ（しまうまプリントシステム株式会社）

CONTENTS

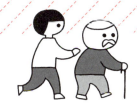

巻頭特集

はじめに —— 2
事例紹介・娘が母のアルバム自分史を制作したケース —— 4
事例紹介・第三者が高齢者のアルバム自分史を制作したケース —— 8
制作に便利な道具や材料 —— 12
制作MAP —— 20

第1章 アルバム自分史作りが認知症を緩和させる

お年寄りは昔話が得意 —— 26
思い出すことは脳に良い —— 28
自分史の活用は認知症介護の問題解決に貢献できる？ —— 30
アルバム整理が思い出す作業を助ける —— 32
〜回想法による認知症緩和の事例〜
昔を思い出す「回想法」 —— 34
〜国内外での活用事例〜

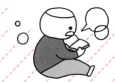

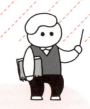

第 2 章　認知症緩和の効果を高める聴き方

聴き手が話し手を導く ── 38
話を促すあいづちの打ち方 ── 44
話し手を理解する ── 50
話し手との信頼関係の築き方 ── 54
ご家族や介護をする人へ ── 56

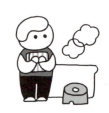

第 3 章　アルバム自分史の作り方

誰が作るか ── 60
いつ作るべきか ── 62
家族の心理状態について ── 64
家族への自分史制作の説明と許諾 ── 68
本人への説明、本人の心の状態と準備 ── 72
アルバム原本の取扱い ── 76
写真の選び方 ── 80
文章を作る ── 82
情報を補足する ── 87
辛かった出来事の扱い方 ── 89

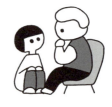

美しくレイアウトするために —— 92
タイトルを付ける —— 94
キャプションを付ける —— 96
奥付を付ける —— 98
完成後の再編集 —— 100
権利について注意すべき点 —— 102

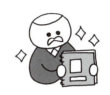

第4章 アルバム自分史の活用方法

介護現場での活かし方 —— 106
お試し感覚で楽しめる1枚自分史レクリエーション —— 112

自分史作りのプロ：橋本記者 —— 116
認知症ケア研究のプロ：西田博士 —— 118
制作同意書 —— 120
終わりに —— 124
お問い合わせ —— 126

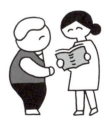

制作MAP
アルバム自分史作りの流れ

　ここでは、本書で紹介するアルバム自分史を作る大まかな流れを紹介します。もちろん、絶対にこの流れでなければならないわけではありません。アルバム自分史の主人公となる本人や、制作に当たる家族、福祉施設の状況に応じて、作りやすい方法を採用してください。

制作過程

01　準備

制作に必要な準備をします。

- アルバム（原本）
- 新しいアルバム（貼り付けられる形式のもの）
- 文章を書く紙とペン
- 写真を複製するためのスマートフォンやスキャナ、プリンター（必要に応じて）
- 家族と本人のアルバム自分史制作についての同意（福祉施設の場合）

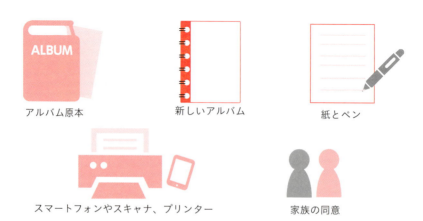

アルバム原本　　新しいアルバム　　紙とペン

スマートフォンやスキャナ、プリンター　　家族の同意

02　写真を選ぶ

　本人が好きな写真をアルバム（原本）から選びながら、それぞれの写真についての思い出をじっくり聴きます。
　写真を複製して利用する場合は、スキャンして画像をデータ化し、プリンターで印刷します。このとき、写真をスマートフォンで撮影（スキャン）し、外部の写真複製サービスを活用すると便利です。

03　文章をつける

　聴いたお話を元に、文章を作ります。本人が書いても、制作者である第三者が書いても構いません。

04　アルバムに貼り付ける

　新しいアルバムに、選んだ写真と書いた文章をレイアウトし、貼り付けます。写真の量は1ページに1枚の量が理想的ですが、意図があれば複数枚あっても良いでしょう。

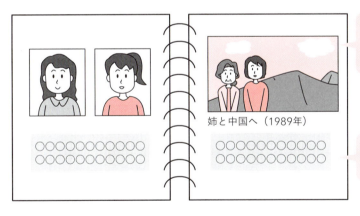

05　表紙、奥付を作る

　本体（写真と文章のページ）ができ上がったら、表紙と奥付（本に関する情報）を作ります。本人に合ったオリジナルのタイトルを考え、表紙を作ります。奥付には、本のタイトルや作った日、制作者（本人と自分史を作られた方）の情報などを記載します。

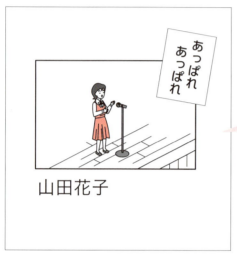

自分の人生にあった
タイトルを考えるのも、
楽しい時間です

表紙の例

　　　　傘壽記念
　　　『あっぱれあっぱれ』

　発行日：2018年3月31日
　語り：山田花子（89歳）
　聴き取り：鈴木悦子（山田花子の長女）
　編集：斉藤幸子（山田花子の次女）

誰が、いつ作ったかの
基礎情報を載せて
完成です

奥付の例

06 完成

　完成したアルバム自分史は、当然、本人が楽しむ他に、認知症ケアのツールとして使用できます。また、家族に見せることで、貴重なファミリーヒストリーを共有することができます。さらに、家族以外の第三者（福祉施設の職員）に見せることで、閲覧者が本人を深く理解することができ、介護サービスの質の向上に役立てられます。

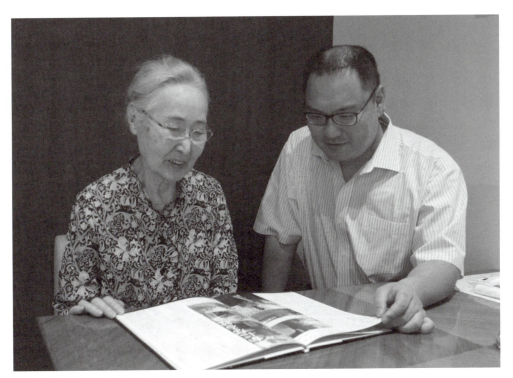

完成後は多くの活用方法がある

アルバム自分史のページ構成の例

　一般的なアルバム自分史の全20ページの構成例を紹介します。ページの内容やテーマに悩まれるときには、参考にしてください。

○ ページ構成の例

ページ	女性	男性	語る量	写真の量	テーマ
1	表紙		―	―	写真、タイトル
2	ファミリー		個人差	無	先祖/家系/家柄
3	ヒストリー		が大	または少	祖父母
4	父母		多	少	名前、職業、性格、思い出
5	兄弟		少	少	名前
6	子供時代		多	中	幼稚園・小学校
7					友達・先生・家庭
10	学生時代		多	多	
11					中学校
12					高校・大学
13					
14	就職・結婚	職業生活	中	職場は少家庭は多	就職・職業人生
15					就業経験・お稽古事
16	家族生活		少		子供の誕生
17					子供の成長
18	子供たちの結婚と孫		少	多	結婚式、孫誕生、長寿の祝い
19	老後		少	多	旅行、同窓会、習い事
20	奥付		―	―	本に関する基本情報

○ 各ページの一般的傾向や注意点など

1	本人が1番好きな写真・言葉などを用いる。
2	話題として好む人と無関心な人がいる。
3	4人全員を思い出せるとは限らない。名前がわからない場合も多い。
4	語る内容は多いので、重点的に聴き取る。
5	語る内容はあまり多くない場合が多い、話ではなく写真を掲載する。
6	父母兄弟の話と重なる場合がある。
7	語る内容は多い。
10	写真が増えてくる。
11	語る内容は多いが、中学と高校を混乱して語る場合がある。
12	写真が増えてくる。
13	外見として美しい時期の写真なので、そのような写真があると、孫などが喜ぶ。
14	男性は、結婚や家族についてはほとんど語らないので、写真を掲載する。
15	男性は就職初期の時代を語るが、中年期以降は内容が減る。
16	女性は人生を通じて家族との関わりが濃密だが、卒業後・結婚前の独身期に家族よりも社会との関係の濃い特殊な時期を過ごしている。
17	女性は、結婚の経緯は語るが、子供たちについてのコメントは多くない。
18	長寿祝いの席での集合写真が理想的。孫の写真は成長前の子供時代の写真。
19	思い出の話はあまり出てこないので、写真とキャプションでまとめる。
20	タイトル、著者、制作者、完成日などの基本的な情報。

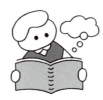

第 1 章

アルバム自分史作りが認知症を緩和させる

- お年寄りは昔話が得意
- 思い出すことは脳に良い
- 自分史の活用は認知症介護の問題解決に貢献できる?
- アルバム整理が思い出す作業を助ける
  〜回想法による認知症緩和の事例〜
- 昔を思い出す「回想法」
  〜国内外での活用事例〜

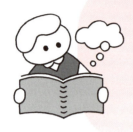

お年寄りは昔話が得意

そう言えばお年寄りの話題というと

　身近にお年寄りがいて、日頃からよくお話しするという機会は、最近では少ないかもしれません。例えば、かかりつけの診療所の待合室、または買い物先で、たまたま出会った知り合いと、お年寄りは2、3人で「昔は△△だった…」「□□が痛くてねえ…」など、過去の経験や自身の身体の不具合、または自慢話にとれる内容を**何度も何度も繰り返して話します**。「さっき聞いた」「また同じこと言っている」などと思ってしまいがちですが、このように話をすることですっきりした表情になり、話すこと自体で納得し、満足されていくことがわかります。これは、会話が可能な認知症のお年寄りにおいても同じです。

お年寄りはどうして繰り返し話すのか？

　お年寄りが、様々な過去の記憶や思い出に親しむ傾向は、はるか昔から「年寄りの繰り言」などと呼ばれ、知られていました。「歳を取ると仕方ない」というように、どちらかというと否定的に受け止められていたようです。
　家族にしてみれば「もう聞いた」話を、繰り返し話します。お年寄り同士が集まると、よりいっそう、話は盛り上がるようです。子や孫には教訓めいた話、同世代には身体の不調の話など、共通の話題というより、話したいことをそれぞれが語るという風でもあるようです。
　歳を重ねて、親しい人との別れや、身体の不自由さや、できていたことを人に頼るようになるという経験を繰り返すことで、限りある生命を感じ、人生を振り返っ

て心にひっかかる体験や、解決されてない思いなどをとらえ直そうとする。これは、全ての国のどんな人にも自然に起こる心の働きであると報告されています。集中することで脳が刺激され、精神状態が落ち着く効果が期待されるため心理療法にも使われています*。

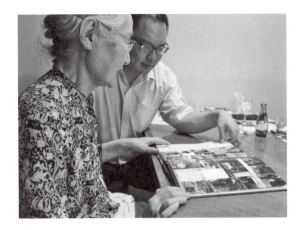

　思い出話に耳を傾けるようにしてください。**回想することで自分の人生の価値を再発見したり、当時の記憶が蘇って情動が活性化したりすることが期待できます。さらに「話す」「聞く」「コミュニケーションをとる」という行為が記憶を維持し、認知症の進行を遅らせることにつながります。**その結果、孤独感や不安を減少させ、意欲を向上させることができるとされています。

貴重な話として受け止める

　この昔の話を話せる力と、一人ひとりが個別に持っている、その時代の中でご本人が一生懸命生き抜いてきた事実は、後の世代や社会に伝えたい・残したいかけがえのないものです。**繰り返される話には、経験から伝えたい何かが含まれています。**そして、話を聞いた人が「聞かせていただいてありがとう」という気持ちになれば、その気持ちはすぐにお年寄りに伝わります。このような機会を、是非、有意義にしたいものです。

参考資料

* Butler R.N.(1963). The life review: An interpretation of Reminiscence in the Aged. Psychiatry, 26. 65-76.

思い出すことは脳に良い

認知症の方でも長期記憶は得意

　認知症で最も多いのはアルツハイマー病で、全体の6割程度といわれています。最初に記憶障害が進行するため、認知症になると「何も思い出せなくなってしまう」などと思われがちです。しかし、繰り返し学んだこと、強く印象に残る思い出などは長期記憶として大脳に貯蔵されています。これらの記憶は、話題のキーワード、または古い写真や道具、当時を知る人との会話といった「きっかけ」があることで思い出すことができます。認知症の人が、自宅の住所や番地をすらすら語る様子を見て驚いた経験を持つ人は多いことでしょう。これはつまり「脳を使う」ことに他なりません。**出来事の記憶をたどることと同時に蘇った感情は、お年寄りにとって刺激となり気持ちの安定につながります**（ですから皆さん何度も何度も昔の話を繰り返します）。

人の記憶のしくみ

　人の記憶は大きく分けて**長期記憶**と**短期記憶**の2つがあります。短期記憶と呼ばれるのは、朝食を食べたこと、テレビで流れていた音楽、最近の重大ニュースなど、生活の中で経験した情報で、そもそも、誰でも、数十秒から数分経つと消えて（忘れて）しまいます。しかし、何度も繰り返し覚えようとすることや、強い印象や衝撃を受けたことは、長期記憶として大脳に保管されるわけです。出来事や知識のように言葉にできる記憶の他、自転車に乗る・包丁を使うなどの身についた動きや習慣も、長期記憶に含まれます。

○ 短期記憶と長期記憶

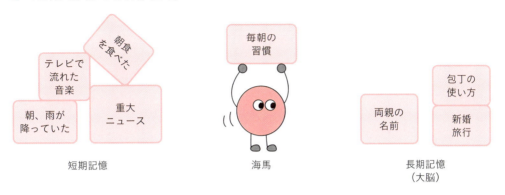

　認知症では、この短期記憶の仕分けに関係する脳の『海馬』という部分の働きが低下することがわかっています。一方、認知症であっても、特に10〜20代の頃の記憶（長期記憶）は一般のお年寄り同様に保持されており、思い出せることがわかっています。

参考資料

- 折茂肇, 他(1999).新老年学〔第2版〕。350-351.東京大学出版会。
- Atkinson, R.C., & Shiffrin, R.M.(1968). Human Memory: A Proposed System and It's Contorol Processes. The psychology of learning and motivation: Advances in research and theory, Academic Press, New York.
- Rubin, D.C, Schrauf, M.D & Greenberg, D.L（2003）。Belief and recollection of autobiographical memories, Memory & Cognition,31,887-901.
- 槙洋一、仲真紀子(2006)。高齢者の自伝的記憶におけるバンプと記憶内容　心理学研究、77,333-341。

自分史の活用は認知症介護の問題解決に貢献できる?

認知症介護を大変にさせている「叫ぶ・叩く」の不可解な行動

　施設に入所したばかりであったり、医療が必要なため病棟に入院したという認知症の方は、毎日決まった時間になると表情が険しくなる、「お～い、お～い」「う～」と誰かを呼び続ける、「こらっ」と手を上げるなど、ケアスタッフを悩ませる行動をとることがよくあります。このような場合の対応として、丁寧に訴えを聞く、本人の思いを推測する、否定しない、など頭では理解されていることでしょう。しかし、立ち止まって「どうしましたか?」と訴えを聴き取る時間がなかなか持てないのが現状ではないでしょうか。

　しかし、**その人はどうにかして欲しいこと、困っていることを言葉で言い表せないがために叫んだり手を上げたりされているのです**。ですから、じっと、その人だけに集中して待つ時間を1分間でも取るようにすると、食事は、トイレは、周りの人は、といった情報や表情・態度を観察できます。特に、「なぜ自分はここにいるのかわからない」「どうしたらいいのかわからない」「寂しい、不安だ」ということを訴えている場合が多いようです。

不可解な行動の理解が解決の鍵

　施設や作業所などで、認知症のお年寄りと関わる仕事をされているケアスタッフの中には「聴き上手」と言われる人、または特定の利用者さんと相性が良い人がいることがあります。このような人は、故郷訛りが同じ、共通した趣味を持って

いる、何に困っているか感じ取れる、などで認知症のお年寄りと「わかり合える」関係を築けるのです。

　この人たちのように、わかり合える関係になるために、認知症の人が言葉で表現できない不可解な行動をする理由を考えて対応する必要があります。

　例えば、ひたすら机や壁を叩く、床のごみを拾うなど、周囲には不可解な行動でも、建築現場の監督をしてきた、多くのきょうだいが怪我をしないよう面倒を見てきたなど、そのお年寄りの人生の中で大切にしてきた仕事の一部であったり、日頃の習慣と関連したことであったりします。一見、意味がわからない行動であっても「何してるんですか？」と注意や指摘を受けると「存在を否定されている」ように感じ、怒ってしまいます。しかし、「頼もしい監督さんで助かります」「小さな子どももいっぱい遊べますね」など、**本人が言い表せない、いま現れている行動の背景を理解して対応すると、「これでいいね」と納得し、安定につながります。**

　ケアスタッフから得た、長く続けられた仕事や生活習慣の様子も、是非本人と確かめて書き留めましょう。そのお年寄りの（一見、不可解な）行動と背景を知るヒントとして、自分史が役立ちます。

○　行動の背景を想像する

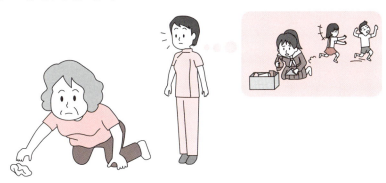

アルバム整理が思い出す作業を助ける
～回想法による認知症緩和の事例～

アルバムひとつで思い出しやすくなる

　日本に最初の写真機材が持ち込まれたのは長崎で、1843年のことだそうです。その後、技術の開発や写真条例の整備が進み、写真専門学校が開設されて、日本社会に受容され浸透していきました。最初は写真館で撮影されていましたが、大衆にカメラが定着していったのは1930年代とのことです。そのため、ちょうど我々がお目にかかる、80歳代、90歳代のお年寄りは、子どもの頃からの写真アルバムをお持ちの方が多くいらっしゃいます。

　ご自宅でも、施設でも、面と向かってお年寄りに「経歴を教えてください」と言って話を進めることは難しいものです。しかし、そこに**古いアルバムがあると、生まれ故郷、家族、暮らしの様子、結婚、仕事など、本人も振り返りながら、思い出しながら言葉にすることができます**。認知症のお年寄りであっても、アルバムをきっかけとして自分自身を再確認していくことができるのです。

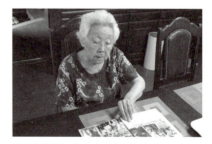

「写真が思い出すきっかけとなる」

ケーススタディ 1　普段思い起こされないことも、アルバムがあると思い出が引き出される

　Aさんは90歳の女性で、長女の住む地域の特別養護老人ホームに3年前に入所しました。足腰が弱り、移動には車椅子を使っています。デイルームで急に立ち上がり「警

察を呼んでください」「娘はどこ」など、落ち着かない様子がしばしばみられます。ケアスタッフは「ここは〇〇苑です」「ご家族は仕事の後でみえますよ」など説明しますが怪訝そうな表情は消えません。そこで、Aさんが落ち着かない理由を知るために、ご家族に承諾いただき、Aさんに計6回、個人史を尋ねることになりました。

このような場合は、通常、事前に何度か顔を合わせて慣れてもらい、初回は子どもの頃について尋ねます。幼少時の写真はほとんどないことが多いので、あらかじめ出身地を調べ、インターネットで出身地の風景や建物の画像を入手するなどして準備し、必要に応じてこれらを見せながら「どちらのお生まれですか」「どんな遊びをされましたか」などと尋ねていきます。このように事前に準備しておくことで、さらに見知った地名や学校名、当時の様子が思い出されます。

ところがAさんの場合、事前に娘さんから聞いていた出身地と違うことが、本人の記憶からわかりました。父親が地方に転勤した時期にAさんは生まれており、その後、一家は転居されたのだそうです。娘さんもその事実を知りませんでした。改めて資料を準備していくと、Aさんは近くの海辺での遊び、目にした風景の話を滑らかに話されました。「やっぱりイカは沖漬けね」と好みの海産物の話まで出てきたほどです。Aさんの生まれ故郷は、施設から遠く離れた場所でした。

2回目以降、「私、転々としたんだね」「娘がよかれと考えて呼んでくれた」などの言葉が聞かれました。中等度認知症のAさんは話したこと自体は憶えていらっしゃいません。しかし、思い出された内容に沿った資料、古い家族写真などを使って話を伺うと、毎回、出来事とその時の感情を言葉にし、6回目では「今はいろんな人にお世話になっている」「自分がどこにいるのか、何をしているのかがわからないの」などと表現されました。

Aさんは3年経ってもここはどこなのか、なぜ知らない場所にいるのか疑問に感じながら、それを表せないでいたのでしょう。その後、Aさんが急に立ち上がることは減りました。資料はAさんの部屋に置き、家族やケアスタッフが時々使用されています。

参考資料
・飯沢耕太郎他、日本写真誌概説、岩波書店、1999年

昔を思い出す「回想法」
～国内外での活用事例～

元は「回想」法

　昔を思い出す方法は、一般的に**「回想」法**と呼ばれます。回想法の創始者は米国の精神科医ロバート・バトラー氏で、1961年のことです。現在では認知症の人への心理療法として、集団で楽しむ回想法や、個別に子どもの頃から順に尋ねるライフレビューという手法などがあります。**昔の記憶を思い出すこと、懐かしい思い出を語り合うこと、誰かに伝えることで脳が刺激され、本人や家族が楽しめ、気持ちが安定する効果が示されています。**言い方は様々ありますが、昔の話を思い出し語り合うための、きっかけ、思い出す鍵となる『アルバム自分史』を作ることがポイントです。

○　アルバム自分史が思い出す鍵となる

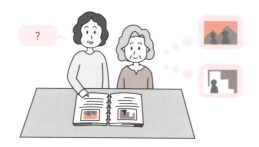

海外での活用事例

　回想法発祥の地、米国では、ウィスコンシン大学が「回想法とライフレビューの

国際研究所」（International Institute of Reminiscence and Life Review）を主宰して継続教育センターを開設したり、次のような活動を行っています。

- ・回想法とライフレビューの実践者に向けた、意識、知識、スキルの向上促進
- ・研究活動のための議論の場、将来の研究に向けたガイダンス
- ・回想とライフレビューの実践、研究、教育、スタッフトレーニング、ボランティア教育の取り組み

例：2019 Reminiscence & Life Story Work Online Certificate（2019.3.6〜8.21）

様々な設定における人生の振り返りを支える仕事の従事者に向けたウィスコンシン大学のオンライン講座
内容：回想の歴史、理論、研究の基本を提供。実際に応用されている多くの方法の紹介。人生史を聞くための準備、能力と自信をつけるための支援プログラム。

　この他、2年ごとに国際学会が開催され、研究発表に加えて、回想法の実践報告、聴き方トレーニング、研修会が行われています（URL：https://reminiscenceandlifereview.org/）。さらに2019年からは、コネチカット大学看護学部においても「ライフヒストリーのイノベーションと実践のための国際センター」（International Center for Life Story Innovations and Practice）が開設されます。

国内での活用事例

　すでに日本でも地域行政の取り組みとして、または病院や施設のプログラムとして、「思い出語り」などが実施されており、回想法入門研修を企画するNPO法人や研究所、博物館といった民間組織の研修といった動きも始まっています。

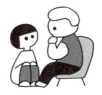

第 2 章

認知症緩和の効果を高める聴き方

- 聴き手が話し手を導く
- 話を促すあいづちの打ち方
- 話し手を理解する
- 話し手との信頼関係の築き方
- ご家族や介護をする人へ

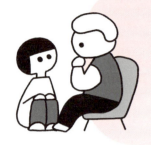

聴き手が話し手を導く

　福祉施設や自宅で、誰かの手を借りながら暮らすお年寄りはますます増えています。福祉施設の方に、認知症の人にお話を聞く、昔を思い出してもらう、自分史を作成する、という話を持ちかけると、「今なら○○さん、大丈夫かも」と、乗り気になってくださる看護師や介護士さんもあれば、「認知症の人に、大丈夫なの？」と敬遠される場合もあるなど、反応はいろいろです。

　認知症が軽度〜中等度で、**お話ができれば、「大丈夫」**なんです[*]。思い出した出来事を、正直に、ごまかしのない、本音で語ってくださいます。

　そこで、ちょっと知っておいた方がよい聴き方を紹介します。

話し手をどこに導くか

　昔のお話がどのように落ち着くのか、当初はゴールはありません（見えません）。ほとんどの場合、認知症の人は自分自身について「あれ、おかしい」「何もできなくなってしまった」などと感じ、混乱や不安の中にいらっしゃいます。

　お年寄りはもともと、困りごとや悩みを親しい人に話したがらないものです。そこで、お話を聞くときには、「○○のお話を伺ってよろしいですか？」「○○を教えてください」など、話を聞きたい、という姿勢を伝えましょう。

　保たれている記憶を無理なく振り返ることで、能力に対する不安感や混乱を少

---

[*] 脳血管性認知症で言語障害がみられる場合、認知症が重度に進行した場合は負担が大きく、話をすることが難しくなります。

しずつ和らげ、穏やかに日を送ることへの一助となり得ます。

○ 事前に訪問日時を伝えておく

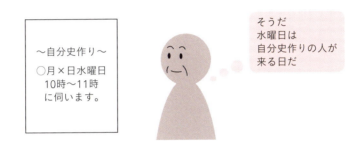

　お話を聴く場合は、実施予定日について「何月何日、何時に伺います。」などと、事前に書面などで伝えておくようにします。何度か繰り返すと、お年寄りも、この時間は話をしていいのだとわかってきます。
　話の聞き始めには、まず、聴き手は自分の名前、どこから来たのかなど、自己紹介を毎回行います。それから、お年寄りに「お生まれはどちらですか？」「ごきょうだいはいらっしゃいますか？」など、一度にひとつの話題を聞いていきます。
　保たれている長期記憶を、しまわれている順に、つまり子どもの頃から順に思い出してもらいます。その過程で認知症の人が、過去の出来事、家族や友達といった関わりのある人々、生き抜いてきた自分に気付く体験ができるよう目指したいものです。

　話し手であるお年寄りは、**気になっていた出来事を何度も思い出すことで意味を見直し、今の自分に「よしよし、よくやった」「まあまあ、頑張った」など、折り合を付けていく態度が自然に起こります。**聴き手は、話し手がそのような状態に向かうように、表情や態度も意識しながら、そばでひたすら聴きます。そうして、体験や蘇った感情を形（自分史）にして共有していくわけです。

話に関わる前に把握しておくとよいこと

　認知症の人にとって『思い出す』作業は努力と時間を要します。どこかが痛い、だるい、眠い、何かやることがあった、など気になることや、散歩をしてきた、入浴後であったなど、体調や状況も影響します。

　そのため、**認知症の人が落ち着いて昔を思い出せるよう、いくつか確認しておくとよいことがあります。**空腹ではないか、トイレは済ませたか、疲れていないか、面会はなかったか、体調はどうか、この後の予定の有無などです。さらに、集中力を妨げるようなテレビの音などは消し、外の光がまぶしければカーテンを引くなど、落ち着ける環境を整えましょう。

　お話は思い出せる限り古い記憶から、つまり、子どもの頃から、（順番が前後しないよう）順にたどっていくように関わりましょう。人の一生を、発達段階で分けて考えた、エリクソン（Ericson, 1902 – 1994）の理論はよく知られていますが、お年寄りによっては、小学校時代から働いてきたなど段階の区切りがわかりにくいことがあります。お年寄り自身が振り返りやすいよう、幼少期、青春期、成人期、中年期以降といった時系列で振り返ることが提唱されています。幼少期を2回、青春期を3回…といった具合です。

　認知症のお年寄りでは、中年期以降は思い出せない場合が多いため、20〜30歳台までの内容が主となります。

○ 順を追ってお話を聞いていく

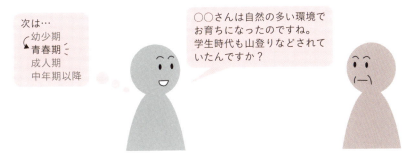

　話を伺うペースは、人によりますが、一週間に1～2回。1回の時間は30分程度が、集中して思い出せる無理のないペースと言えます。記憶をたどる努力は、認知症の人をとても疲れさせます。その時間に「楽しい」「嬉しい」思いを抱くことで、話した内容は忘れてしまっても、この声の人と話したことは「よかった」という感情が残ります。

参考文献

- Ando M, Morita T, Akechi T, Takashi K(2012): Factors in narratives to questions in the short-term life reviews of terminally ill cancer patients and utility of the questions. Palliative and Supportive Care. 10(2).83-90.
- Haight B.K., Gibson, F Michel Y.(2006). The Northern Ireland life review/life storybook project for people with dementia. Alzheimer's & Dementia. 56-58.
- Haight B.K., Haight, B.S. (2007). The Handbook of Structured Life Review. Health Professions Press.　日本語版: 野村豊子監訳(2016). ライフレヴュー入門：治療的な聴き手となるために．ミネルヴァ書房．
- Hanaoka H, Okamura H(2004): Study on Effects of Life review Activities on the Quality of Life of the Elderly: A Randomized Controlled Trial. Psychotherapy and psychosomatics. 302-311.
- 室伏君士(2008). 認知症高齢者に対するメンタルケア. 老年精神医学雑誌. 19(1). 21-27.

このように、誰かに聴いてもらいながら昔のことを順に思い出すという機会を持つことで、抑うつが軽くなる、生活の満足度が高まる、周囲の人と気持ちが通うという変化がみられるようになります。

疑わしい話にはどう対処するか

　認知症では、そもそも記憶の認知力が低下するものなのではないか、あり得ないことを話すのではないか、などと心配されるかもしれません。

　認知症がまだ軽度のある時期では、ちょっと前までしていたことがわからなくなる、聞かれても思い出せないといったことのために「取り繕って話を合わせよう」とする反応がみられることがあります。本人でもつじつまが合わないことに気付くものの、「そんなはずはない」と認めたくない気持ちがあるわけです。これは自然な反応と言えます。

　そのような場合には、話が矛盾していたとしても、そのまま、**うんうんと聴いてください。**「そうじゃないでしょう、正しくは…」などと否定しないようにします。徐々にできないことやわからないことが増えていく。誰かに迷惑をかけてしまう。ついには「人に面倒を見てもらうことになるのか…」と暗い気持ちになる。本人が一番苦しいわけです。

○　否定せずに受け止める

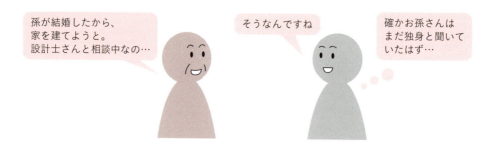

最近の、つい先ほどの出来事を覚えておくことが難しいのが記憶障害の症状です。しかし、昔の話であれば、聴き手が驚くほど（ご本人が最も驚き、かつ嬉しいはず）正確に、地名や年号を語られます。

　認知症の人は、思い出す内容が常に一定しているとは限りません。語っていくうちに様々なことを思い出し、話題が急に変わることもあり得ます。しかし、自分史作りは正確さを求めるものではありません。そのような場合でも、お話を遮ることはせずに、お話を受け止めます。事実関係や感じ方の違いが、対象者の現在の体調や心情を反映している可能性もあります。

　それでも、急にちぐはぐになってきた、興奮や混乱が起こりそうだと感じたら、「ちょっと休憩しましょうね」と声をかけ、お茶をすすめるなどして、一旦その話題から離れましょう。

　昔の記憶を引き出すのに、どのような話題が次の話題につながりやすいか、キーワードは何か、など考えながら、疑わしい話であっても、まずは受け止めます。話す人にとっての事実を尊重しましょう。

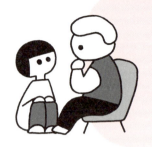

話を促すあいづちの打ち方

繰り返し

　繰り返される内容や言葉に、伝えたい意味が附せられている場合があります。なぜ繰り返されるのか、その出来事や言葉ではストレートに言い得ない本人の気持ちは何か、など推し量ってみましょう。

　認知症では、話した事実を憶えられずに繰り返したり、言葉の意味と異なることをまとまらないままに言い表そうとしたりするのは、気がかりや関心など、本人にとって何かしら意味が込められている場合もあるのです。

　特別養護老人ホームに入居している、あるご婦人とお話ししていた時のことです。
　「私はデパートに勤めててね…」。同じ話が、何度も何度も繰り返されます。当時、デパートガールは女性にとって憧れの職業だったそうです。本人や家族にとって自慢であり、誇りにされていることとして受け止めました。
　「すごいですね。もう少し教えてください」「順調にいったのですね」などと聞くうち、「陰で必死で勉強した」「仲間に意地悪されたことがあった」「子どもが病気でも休めなかった」などの辛い局面も、次第に思い出されてきました。
　実は、得意そうな話であっても、後悔であったり、葛藤が潜んでいることがあるようです。「話してよい」場と、決して責めないでそばにいる聴き手。この状況で、ゆっくり思い出し、振り返る作業を本人が安心して行うことができます。

　繰り返される話に含まれていた意味が本人の腑に落ち、頑張ってきたことへの満足感や納得につながると、よく聴けたと言えるでしょう。

言い換え

　昔の出来事が語られるとき、当時の目に映ったまま、幼い（若い）頃の気持ちで受け取ったままを口にされることが多いでしょう。例えば、働く母親だった人は、我が子を「放っておいた」「どこにも連れて行かず寂しい思いをさせた」など自分を責めるように話されたりします。
　昔の大家族制度の中では、男性は一切家事をしない風習でした。妻を病気で亡くした方は「家内は文句ひとつ言わなかった」「働きづくめで死なせてしまった」と罪悪感をずっと抱えていたようでした。
　聴き手は本人の言葉をそのまま、まず聴き取ります。そして、本人と話題となった方々の当時やその後を客観的にとらえます。

　ほとんどの場合、お話を別のとらえ方で言い換えてお返しすることができます。
　「奥さんは毎日、外から帰った子どもたちを迎えて、不自由なく食べさせて来られました。立派に成長されたのは、あなたのおかげと思っておられたでしょうね」、「まじめで、皆さんに頼られていたご主人を、奥さんは自慢だったのでは」「支えて差し上げられて、さぞ嬉しかったことでしょう」などと言い換えられます。

〇 別のとらえ方でお返しする

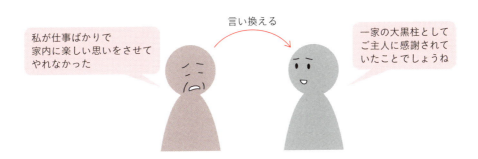

返答の主旨

　聴き手は、「はい」「そうなんですね」「なるほど」などのあいづちを使いましょう。うんうんとうなずく、目を見てうなずく、首をかしげる、振る、などの応答は、「聞かせてください」という興味を示し、「どうぞ安心して話してください」「お話を理解しています、大丈夫です」と受け止めていることを意味します。

　このような聴き手の返答や態度によって、話し手はこのまま話をしていいのだと感じます。場合によっては、嫌な思い出をそのまま語れることで、聴き手と思いを共有し、前向きな気持ちにつながります。また、これまで誰にも話したことがないような辛い体験、トラウマ、外傷体験について語り出されることもあります。自分自身の苦しさや悲しさが、聴く側にも伝わることが予想されます。

　そこで、「大変だったですね」「よく乗り越えられましたね」などの共感を受けることで、話し手は自分自身の体験を受け入れていくことができるでしょう。思い出したくなく、記憶の中にしまわれていた体験。それが、他の人に話せ、受け入れられると感じ、乗り越えられる、との感覚につながることが返答の効果と言えます。

沈黙や途切れ

　認知症の進行に伴って、思い出された事柄をまとめて語ることが難しくなります。そのようなときには、お話から受け止めた感想を、「寂しいですね」「すっきりしますね」「怖かったでしょうね」など、短い言葉で伝えるとよいでしょう。

　認知症の人が昔の記憶をたどるには、時間を要します。何も発言しない時間や、遠くを見る様子、目を閉じる、何かを探しているような視線、はっきり言葉にならなくとも、ため息、または、驚きや喜びの声が上がるかもしれません。このような場合は、話を急かしたり、想起を遮ることはせず、表情の変化などからお年寄りがとらえている場面や感情を推測し、待ってみましょう。名前を呼んで、そっと肩や背

中に手を触れてもよいでしょう。

肯定的傾聴

　思い出される話題の中には、過去の成功や自慢話ばかりか、失敗や後悔の念が語られることもあるでしょう。「そうですか」「すごいですね」「立派ですね」「よく頑張られたのですね」など、何かを担ってきた事実や成し遂げてきたことを、どんな些細なものでも肯定的に受け止めましょう。

○　肯定的に受け止める

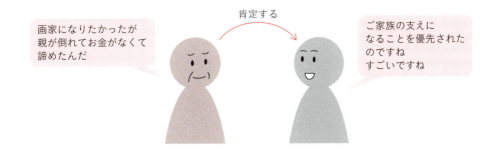

　お話は基本的に本人に任せます。内容や順序を指示したり、語られない部分に踏み込んだり、必要以上に詳細に尋ねるなど、困惑を招かないようにします。

自己開示、話すことの奨励

　普段、お年寄りや認知症の人のお世話をされている家族や介護者は、食べて欲しい、思い出して欲しい…など、「こちらが聞きたいこと、知りたいこと」を話しかけ、応答を求めがちです。
　自分や相手が「言いたいこと、伝えたいこと、願っていること」をひたすら聴く一方向の会話のみならず、別の角度から共通の話題を差し出すことも効果的な場

合があり、お年寄り自身が自分で考えを整理し、納得のいく結論や判断に到達するよう援助することになります。

　例えば、対面している相手であるお年寄りに、聴き手である自分のことを伝えておく自己開示も、体験を分かち合うひとつの方法かもしれません。

　「自分の子育ての時には、パン食はあまり考えませんでした。子育てが終わってから、料理教室に通ってパン作りを始めました。やってみると奥が深いです」などと自分のことを少し話してみます。お年寄りがたまたまパン作りが趣味であったりすると、「自分はね…」と話が弾みます。

○　自己開示をして体験を分かち合う

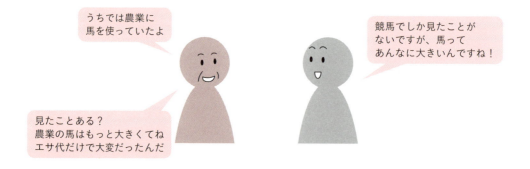

　話してもらおう、というこちらの焦りはそのまま伝わります。「聴く」の文字が表しているように、「耳と目と心できく」のが話してもらうための基本です。

第2章 認知症緩和の効果を高める聴き方

次の言葉は、認知症のある方の「ホンネ」です*。

話をきいてほしいです。
自分の言いたいことが
わかってくれるとうれしいです。
誰かいつもそばにいてくれるので
うれしいです。
やさしくしてほしいです。

---

*認知症の私たち著. 認知症になっても人生は終わらない 認知症の私が、認知症のあなたに贈ることば. Harunosora p.99. 2017

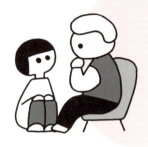

話し手を理解する

年長者への敬意

　施設に入居しているお年寄りは、ほぼ全員が本人よりも若い世代の援助を受けながら生活を送っています。お年寄りはケアの受け手になったことで、自分について「情けない」などといった見方をするようになりがちです。

　そのような状況を踏まえて、「ねえねえ、ちょっと」「あのさぁ」など、同年代のような話し言葉は使いません。親しみを込めたつもりであっても、「見下されている」「失礼だ！」と受け取られます。お年寄り一人ひとりは、意義深い歴史を持った存在であり、かけがえのない個性と魅力を持った先輩であるとの敬意を、挨拶や態度に込めて接しましょう。

消極的な語り手

　なかなか話したがらない、話さないお年寄りには、長年の生活体験を一度に言い尽くせない、若い者に語っても仕方がないなどの諦めを抱いている場合もあるでしょう。

　また、**認知症の人は、つい先ほどの出来事も記憶できないという不安の中にあります。毎日会っている人も初対面と感じられ、緊張が続きやすい**ことが推測されます。

　お話しするときは、毎回自分の名前を伝えましょう。認知症の人は、相手の顔や雰囲気はわかっても、名前は記憶しにくいものです。

　相手を呼ぶ際には、その人がこれまで呼ばれてきた呼び方で声をかけ、「あなた

を知っています」「わかります」というメッセージを伝えましょう。故郷の訛りで話した方が応えやすい、長年の仕事で呼ばれていた名称がしっくりする、という場合もあります。

○ 自分の名前を伝え、聞き慣れた言葉で声をかける

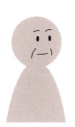
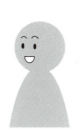

おばんです。山本です。
高橋さん、今日も少しだけ
お邪魔しても構いませんか？

積極的な語り手

　一生懸命お話ししようと話し続けられる方もいます。「話す」ことで疲れすぎないよう気づかいましょう。「たくさんのお話ありがとうございます。ちょっとまとめましょうか？」「どこをアルバムに残しましょうか？」などと声がけします。

　昔を振り返ることで人生を前向きにとらえ、さらには何かを成し遂げたいとの活気が現れます。それは、振り返ることで自覚できた現在の自分や将来の見通しと関係しているかもしれません。また、安心を得て、自分の歩んできた道や、変化の中で決めてきた自分を確認することから、これからどう進んでいくのか、自分自身の将来と向き合う心構えができるのかもしれません。そういったことも踏まえて、**本人が昔や今をとらえ、こうありたい、こうしたいと、楽しんでお話しされる様子をきちんと聴きましょう。**

　お年寄りが振り返りを完了することで、人生を前向きに進め、以前から持ってい

た心の重荷を解き放てる可能性があります。そうなると、安心、平穏、沈着さといった新たな境地を感じることが期待できます。

拒否的な語り手

「あんまり思い出したくないねえ」など、とはっきりおっしゃる方もあります。
　一般的にこのような方は、お天気やお昼ご飯のメニューなど、差しさわりのない会話はともかく、その人の生き方や考え方に関わるような内容は、「皆がそうしていた」など、他人事のような表面的な意見にとどまります。

　認知症のお年寄りとのお話で、これ以上話題が進まないと思われる場合、本人にとって話しやすい楽しい話題に変えるようにします。
　施設に入所しているお年寄り（女性）で同じような状況がありました。子どもの頃の遊びを尋ねると、表情が固くなり、「一日中家の手伝いばかり…」「遊びたくても遊べなかった」と気まずい雰囲気となりました。そこで、居室の壁に、ある演歌歌手のポスターが貼ってあったことを思い出し、「お部屋にあったポスターですが、お好きなんですか？」と切り替えました。途端に、いつからファンになったのか、どこがよいのか、コンサートを聴きに行ったことなどを意気揚揚と話されました。もちろん、この歌手のポスターを写真に撮り、自分史に入れました。

○ 本人の楽しい話題に変える

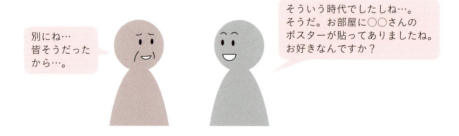

その人の歴史が語らないことで守られてきたのであれば、改めて聞き出したり、真実を思い出して語ってもらうようなことはしません。話すことで楽しい時間を持てた、という経験をされることが大切です。無理をしないで次の予定を伝え、退室することもあります。

話し辛さがある語り手

もともとお年寄りは、悩みや辛さなど精神的な葛藤や、過去の失敗などの挫折体験を自ら語ることが少ないものです。「今日は、おかげんはいかがですか？」「ご気分は？」など、身体や気持ちの変調を尋ねられても、「別にどうってことはない」「変わらない」などと答えがちです。

その場合は、身体や気持ちについても、「すっきりしたご気分ですか」「腰の痛みはいかがですか」などと一つの内容を具体的に聞きます。昔の出来事を聴くときも、家族についてであれば「ご両親は」「きょうだいは」、子どもの頃であれば「よく遊んだ場所」「何という小学校でしたか」など、少しずつ尋ねていくとよいでしょう。

思い出すという作業、言葉を探すという過程、間違えたらどうしようという思いなどから、話すことに慎重になっているお年寄りは多いことと思われます。

小さな弱々しい声でお話しされるお年寄りがいらっしゃいました。施設周辺の地域のご出身ということを事前に聞いていましたが、最初、何度お尋ねしても地名が聴き取れません。「お家の周りはどんな景色でしたか」と尋ねると、水田が広がる様子や遠くに臨む山々を詳細に話されました。回を重ねると、優しいながらもしっかりした口調となり、用意した写真の景色を説明され、町村合併で地名が変更になったことを思い出されました。

何かしらひとつの「きっかけ」が、もっと話そうという気持ちにつながり、また、思い出せた故郷のイメージを言葉で表現できた自信が、落ち着いた態度につながったようでした。

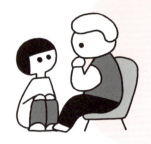

話し手との信頼関係の築き方

受容する

　お年寄りは、昔の仕事や出来事を振り返り、あれもダメ、これもダメだった、など否定的な話し方をする場合があります。
　その場合に、聴き手として最もよいと思われる態度は、話をするその方と、語られたその内容を受容することです。まず、**「ダメだった」「嫌だった」など本人にとって苦しい経験を、「話していい」聴き手であると感じてもらうことが大切**でしょう。
　重荷となっていた出来事を語っても、責められたり、批判されたりせず、うなずきや「そうだったんですね」とありのまま受け止められることで、受容されたと感じます。聴き手が緊張していたり、次の仕事のことを考えていたり、周囲を気にする様子は、認知症の人には実によく伝わります。「この人に何でも言える」と思えるような、ゆったり感、あたたかさ、理解を示す態度で接したいものです。

肯定する

　自分史についてお話を聴くときは、その方の故郷や生い立ち、性格、嗜好などに関係なく、ありのままそっくり、誠心誠意で受け入れます。つまり「無条件の肯定」です。気が合うとか合わないとか、自分と違う思想の人などのわだかまりなく、昔の姿も今の姿も知ってもらい、ありのまま受け入れられる（肯定される）ことで、話をしている本人が、昔の失敗なども含めて自分を受け入れていくわけです。

○ ありのまま受け入れる

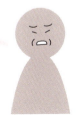
友人に裏切られて仕事も全て失くした。留置場にも入った。たくさん酒を呑んでた、そういうもんだと思って。家内はあきれて出て行ってしまった…。

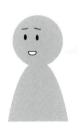
大変なことでしたね、いろいろ、考えられたでしょう。乗り越えてこられたんですね。

共感する

　「共感する」とは、悩んできたことや仕事や生活での困難など、昔の出来事を話すお年寄りに対し、単に同情したり、同調したり、表現を合わせるといったものではありません。

　自分がその立場であったらどうしていたか、どう思ったか、と話された状況を理解して共有していきます。そうした理解を、言葉や態度で伝えるようにしましょう。「その時のお気持ち…いかばかりだったでしょう、お話を聞いていてこちらも悲しくなります」「わかります。私も、○○は苦手です」「自分だったら、何もできなかった。逃げ出していたかもしれません」などといった具合です。なかなか言葉で表せない気持ちが伝わるという経験は、お年寄りに無条件に落ち着きや安心感を与えます。

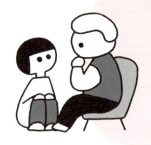

ご家族や介護をする人へ

家族が担っている負荷

　お年寄りを介護する介護者は慢性的なストレスを抱えています。高齢になるとともに起こる変化は、身体機能や精神機能の低下、認知機能の低下といった「よくなる」「以前と同じくらいにできる」要素が乏しいものです。本人が受け止めていくことはもちろん大変ですが、そばにいる家族も然りです。

　家族が、どんなに深く思いやっても、どんなに専門的な知識や技術を学んでいても、大きな負担を感じてやりきれなくなることがあるでしょう。

ケーススタディ 1　気持ちのすれ違い

　娘夫婦と同居している、軽度認知症の婦人にお話を伺ったことがありました。入浴の訪問介護を受けるに際し、ご家族がよかれと浴槽を広く改装されたそうです。ところが、本人はあっという間に入浴を終わらせて、お風呂から上がってしまわれます。これに対して娘さんは、「こっちがやることが気に入らないようです。庭の花や植木も始末しろって言うんですよ、大事にしてたはずなのに…」。こまごまと、憤慨されることがあるようでした。

　この方は「自分は娘に迷惑をかけてしまっている」ことを気にされていました。「お風呂も素敵にしてくれて、本当はゆっくりしたいけど、悪いでしょ」とか、「花も自分で手入れしたいけど、やってもらうんじゃ申し訳ないわ」など、本音をおっしゃいました。このように相手を思いやる気持ちが、ちょっと行き違うこ

ともあるようです。

　個人史には、家族で出かけた旅行の写真、デイサービスで描いた（育てていた）花の絵の写真を入れました。時々、デイサービスに持って行って説明されるそうです。写真に書き添えた『本音』を読んで、「こんなこと思ってたの〜！」と苦笑いされた娘さん。入浴時間をたっぷりとるよう担当者にお願いされました。

　普段、忙しく立ち回られているご家族や介護をする方では、**お話を聴いている場面から少し離れて同席する、または、認知症の人から得られた情報、個人史の一部を、後からでも共有する**ことで、理解できなかった認知症の人の行動の意味、経験されてきた出来事の重さや意義に気付くことができます。

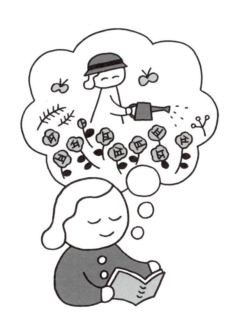

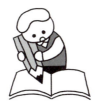

第 3 章

アルバム自分史の作り方

- 誰が作るか
- いつ作るべきか
- 家族の心理状態について
- 家族への自分史制作の説明
- 本人への説明、本人の心の状態と準備
- アルバム原本の取扱い
- 写真の選び方
- 文章を作る
- 情報を補足する
- 辛かった出来事の扱い方
- 美しくレイアウトするために
- タイトルのつけ方
- キャプションをつける
- 奥付をつける
- 完成後の再編集
- 権利について注意すべき点

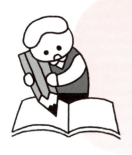

誰が作るか

本人と家族が一緒に作る

・メリット

　本人にとっても家族にとっても**特別な体験**となり、家族の絆を深めることができます。家族に意欲があればいくらでも時間をかけることができるので、とても高い満足が得られます。

・デメリット

　家族にとって負担の重い介護生活の中で、さらにアルバム自分史を作るという**追加の負担が発生する**ので、取り組める家庭は限られます。また、家族が取り組める心理状態になった時には、本人の症状が重くなりすぎていたり、他界していたりすることもあるため、後になって「早く作ればよかった…」と後悔することがあります。

・取り組み方

　誰か他人のために作るのではなく、自分たち自身のために作るものですから、自分たちが満足できることが最も重要です。他人から見て内容に矛盾があったり混乱したりしていたとしても問題ありません。思うがままに作りたいものを作りましょう。

○　家族と作る場合の良し悪し

家族と作る

メリット　・家族の絆が深まる
　　　　　・本人の満足度が高い
デメリット　・家族の負担が重くなる

本人と福祉施設が一緒に作る

・メリット

　施設側は多くの制作に携わることによって、**熟練して速く良いものが作れるようになる**でしょう。また、自分史からは介護サービスを行う上で役立つ基礎情報を得られますから、**介護サービスの質が向上し**、それに伴って本人と家族の満足度が上がるでしょう。自分史を一緒に作ってくれる家族は限られるので、施設が一緒に作ることによって、より広く多くの認知症の人が自分史を作ることができるようになります。

・デメリット

　自分史作りに限って言えば、**家族と作るほどの満足感は得られない**でしょう。家族には本人への理解や絆など、他人には真似のできない特別な要素があるからです。また、写真の提供については家族の同意や協力が得られなければ実現しないというハードルもあります。

・取り組み方

　アルバム自分史は本人と家族のために作るものなので、制作者の自己満足が押し出されるのは良くありません。客観的な美しさ、公正さ、妥当さなどが重要です。本書で紹介する作り方を参考にして、本人や家族にとって「他人に見られても恥ずかしくないもの」に仕上げましょう。また、著作権等の権利侵害にも注意します。

○ 福祉施設と作る場合の良し悪し

施設と作る

メリット
・福祉施設に制作の知識・技術を蓄積できる
・介護サービスに役立つ基礎情報を得られる
・サービスの質が向上する

デメリット
・家族と作るものほど高い満足度が得られない
・家族の協力を得るなどのハードルがある

いつ作るべきか

早い段階で作るとメリットが大きい

　アルバム自分史は、認知症や介護の初期段階で作ることをお勧めします。
　その理由は第1に、**認知症が進んで記憶が失われた後では、限られた範囲のものとなり、本人への負荷が大きい**からです。現状で残っている記憶が失われないようにするという意味でも、失われる前の早い段階で作るのが良いです。
　第2の理由は、**一度作ってしまえば、その後に続く様々な介護現場で継続的に活用できる**からです。訪問介護、デイサービス、ショートステイ…と介護体制のステップが進み、関わる人々が入れ替わっても、アルバム自分史による情報提供によって、ケアスタッフが本人の情報を知ることができれば、提供される介護の質が高まります。
　第3の理由は、**アルバム自分史の制作や活用が認知症ケアとして効果的なのは、認知症の初期段階**だからです。特に本人が認知症になったことで自信を喪失したり、うつ状態になったりしているタイミングであれば、認知症ケアとして有効性が高いです。

第 3 章　アルバム自分史の作り方

○　認知症の進行と効果的な制作時期

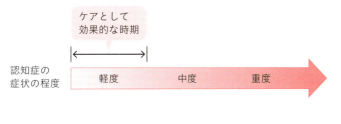

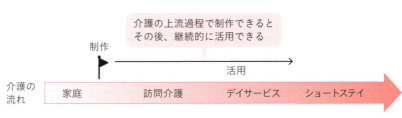

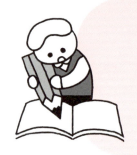

家族の心理状態について

家族の心の状態も変化している

　アルバム自分史を作るタイミングとして考慮すべきことは、家族の心理状態です。福祉施設が作る場合でも家族の協力は欠かせないので、家族の気持ちを考慮する必要があります。その際、認知症の人の家族がたどる「戸惑い・パニック」「怒り・拒絶」「割り切り」「受容」という心理プロセスを念頭に置くと良いでしょう。

認知症を受け入れるまでの家族心理

　最初の「**戸惑い・パニック**」の心理段階においては、認知症の本人も症状の初期段階にあると思われるので、本人にとってはアルバム自分史を作る最適のタイミングです。しかし、家族はパニック状態ですから、落ち着いて自分史を作るのには適した時期ではありません。この時期に自分史を作るのであれば福祉施設の人が一緒に作るのが良いでしょう。

　次の「**怒り・拒絶**」の心理段階においては、家族と自分史を作るのは不可能です。変な自分史ができてしまったり、本人・家族ともにストレスにさらされて諸々の状態が悪化したりする可能性もあるので、自分史作りには一番適していないタイミングです。施設側から自分史作りをおすすめするのも、施設が作ることに協力を仰ぐのも避けましょう。

　家族が「**割り切り**」の心理段階においては、認知症の問題に対して積極的に取り組む意欲を失っているので、自分史作りにも消極的だと想定されます。しかし、自分史を作ることによって、心理状態が「割り切り」から「受容」へと移行する

可能性があります。そのため、家族に断られる可能性は高いですが、自分史作りを
おすすめしたり、協力を仰いでみたりする価値はあります。

　最後の「**受容**」の心理段階においては、家族にとっては最も自分史作りに適し
た段階です。この段階で、まだ自分史作りをしていない場合は、強く制作をお勧め
します。福祉施設が作るのではなく、本人と家族で作ることができれば理想的で、
両者ともに素晴らしい体験を得ることができます。この場合には、本人の認知症の
進行具合は気にせず、中度でも重度でも、是非作ることをお勧めします。

○　家族の心理状態と制作者の検討

ステップ	家族の状態	誰が作るか
1	戸惑い・パニック	施設
2	怒り・拒絶	（作らない）
3	割り切り	施設、家族
4	受容	家族

ケーススタディ 1 孫が祖父母のために作る

　30代のお孫さんがお祖母さんのためにアルバム自分史を作ってあげるというケースがありました。お孫さんは、最近認知症になったお祖母さんを心配している一方で、遠方に住んでいるため何の助けもできないことに悩んでいました。そこで、帰省の折に、聴き取りをする時間を設けてアルバム自分史を作ったところ、お祖母さんに非常に喜ばれたとご報告いただきました。

　また、お孫さん自身としても、様々な心境の変化があったそうです。お祖母さんのアルバムを一冊一冊眺めていくと、そこには自分の母親の子ども時代の写真がたくさんあったそうで、自分の知らない母親、小さな女の子だった母親の姿を初めて目にしたそうです。その時、自分のことを世話して育ててくれた母親に対して深い感謝の気持ちが生まれたそうです。

　介護生活は家族に大きな負担がかかりますが、全員に平等に負担がかかるのではなく、一部の人に偏ってしまいがちです。大きな負担を担っている人がさらに自分史作りに携わるのが困難でも、別の家族が自分史を作ってあげることができれば、家族関係にも新たな展開が訪れるかもしれません。家族の人にこの本を見せて、自分史作りを提案してみてはどうでしょうか。

ケーススタディ 2 家族のコミュニケーション

　Aさんは50代の女性で、ちょうど1年前に亡くなったお父様のアルバム自分史を作りたいというご依頼をくださいました。写真も充実している上に、制作者が若いのでセンスの良い素晴らしいアルバム自分史ができ上がりました。後日、感想を伺ったところ、妹さんに見せても興味が薄く、良い反応を得られなかったとおっしゃっていました。ところが、その次にお会いしたときには大変喜んだ様子でし

た。というのも、息子さんの婚約者の方が、そのアルバム自分史を読んで大変感激されたということだったのです。

　婚約者の方の感激は、結婚相手のファミリーヒストリーを知って、その家庭に対する理解が深まったことや、Aさんのお父様に対する愛情に触れることができたことによるものでしょう。アルバム自分史は、直系家族のようなかなり狭い範囲での活用を前提としているのですが、新たに家族の一員に加わるような人にとっても、心を打つ内容や重要な情報が含まれているのです。

ケーススタディ 3　亡くなった娘のために作る

「認知症の人と作る」という本の趣旨からは離れてしまいますが、70代のBさんは、1ヶ月前に亡くなった娘のアルバム自分史を作りたいということでした。娘さんは40代でしたがガンで亡くなってしまったそうです。Bさんにとって自分史作りの過程では大変な精神的な負担があったようで、「毎回、毎回泣きながらアルバムを開いて写真を選んでいる」とのことでした。

　ところが、しばらくして自分史ができ上がると、「自分史作りを通して自分はこの出来事から立ち直った気がするし、気持ちがすっきりしている。この自分史があることで今も娘と一緒にいるような気がするし、この自分史がお墓よりも大切」とのコメントをいただきました。

　大きな精神的衝撃を受けた際に、感情を抑圧してしまうと後々問題になることがあるのですが、自分史作りを通して自然な感情と向き合い解放できたのだと思います。一種の絵画療法のような効果が出たものと想像しています。

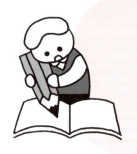

家族への自分史制作の説明と許諾

本人より先に家族に確認をとる

　施設において自分史を作ろうと考えた場合には、まず家族に説明して承諾と協力を得る必要があります。本人が制作を望んでいると確認した後に、家族が協力してくれなければアルバム自分史は作ることができないとなると、本人は大きく失望して傷つくことが考えられます。逆に、家族は望んでも本人が拒否することも考えられるので、**「本人が望んだ場合には、アルバム自分史の制作に協力してください」**という内容で、先に家族の承諾を得ておきましょう。本人が拒否する可能性もあることを前もって説明しておけば、実際に本人が拒否したとしても、家族が深く傷つくということはないでしょう。家族の承諾と協力が得られない場合には、本人に話す必要はありません。

○　確認をとる順序

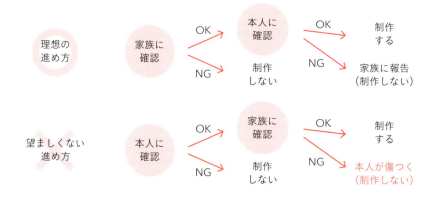

家族が制作を望まない場合

家族の立場として自分史制作を望まない理由

① 自分史を作ることによるメリットが理解されていない
② 経済的負担や時間的負担を避けたい
③ なんとなく面倒くさい
④ 家族の個人情報・秘密・恥・醜聞を漏らしたり、残したりしたくない
⑤ 家族内の人間関係が壊れていて感情的に協力したくない

　①②③の問題はつながっていて、家族にメリットをきちんと説明したり、本書や制作実績を見せたりすることによって理解が得られて①の問題が解決できれば、②③の問題も解決に向かいます。その際には、家族の役割や負担は、できるだけ時系列を網羅した写真を準備することのみであると明確に伝えることが大切です。

　④の場合には、制作過程において慎重な対応が必要です。写真を選ぶ段階、文章を書いていく段階などの進捗を都度報告し、内容をお見せして問題がないことを確認してもらいながら制作を進めることを説明して、安心してもらいましょう。

ケーススタディ 4　家族対応の事例

　Aさん（男性・85歳・独居）から自分史制作の依頼を受けて、私がご自宅でインタビューをしていたところ、定期的に世話をしにくる娘さんと鉢合わせました。娘さんは自分史制作について知らず、「お年寄りをだます怪しい業者」と疑われました。説明の末に怪しい者ではないと理解されたが、家族への説明・承諾は事前に行うべきでした。

家族に対する許諾の取り方

　施設が自分史作りをしようとする場合、本人の家族から、制作の許諾を得る必要があります。そのためには、下記の4つのステップで、説明をすると良いでしょう。

　　家族に同意してもらうためのステップ

① 実物（または本書）を見せて、何を作るのか、理解していただく
② 制作のメリット（目的）を説明する
③ 制作のために必要なことを説明する
④ 制作同意書に署名をもらう

①実物（または本書）を見せて、理解していただく

　制作実績または本書をお見せして、どのような物を作ろうとしているかを認識していただきましょう。「自分史」として説明をすると格式高い物と誤認されてしまうので、**「アルバム」と定義して、「○○さんの人生をまとめたアルバム」として説明すると理解しやすく、受け入れてもらいやすくなります。**

○ アルバムの自分史は気軽に取り組めるアルバム

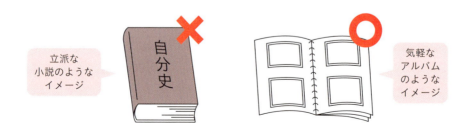

立派な小説のようなイメージ

気軽なアルバムのようなイメージ

②制作のメリット（目的）を説明する

　アルバム自分史を作ることによって、本人と家族にどのようなメリットがあるのかを説明しましょう。メリットは主として以下のような内容です。

- アルバム自分史の制作や活用が認知症ケアの効果を期待できる
- 施設職員による本人への理解が深まり、介護サービスの質向上が期待できる
- 介護が続く間ずっと使えるもので、早く作った方が効果が高く、長く使える
- 本人、家族の記念品となる可能性が高い

③制作のために必要なことを説明する

　制作のための大前提として、家族の協力が必要不可欠であるとご理解いただくことは非常に重要です。誰が、どのように作り、そのためには家族は何をする必要があるのかを説明しましょう。制作のために家族に協力や同意をお願いすべきことは、次のことです。

- 写真の提供
- 制作過程における記載内容や使用する写真の確認
- 個人情報の取扱い方針

　これらの他、費用負担・手間負担がある場合には、前もってお伝えしましょう。

④制作同意書への署名

　一通りの説明を終えたら、準備しておいた制作同意書に署名をいただきましょう。安心して制作に移ることができます。

　本書では、「制作同意書」（巻末）を用意しています。あくまで一例ですが、どのような点に注意して記載内容を検討すべきか、紹介しています。

本人への説明、本人の心の状態と準備

本人へ説明する前に注意すべきこと

　アルバム自分史のメリットを理解していて、本人に対して深い愛情を持っているような家族や介護者は、すぐに「ぜひ作ってあげたい」「必ず喜ぶはずだ」と考えてしまいます。

　しかし、実際に制作を始める前に、一旦思いとどまることが重要です。何故ならば、**本人が自分史作りを望まないということがしばしば起こるからです。**

お年寄りが自分史制作を嫌がる理由

① 心理的に自分史を作る段階に到達していない
② 自分史を偉人が作る格式ある物と考えて自分にはそぐわないと考える。
③ 自分の人生を有形物として後世に残すことを望まない

本人の心の準備ができているか

　お年寄りは自分の人生を振り返るという心理活動を常日頃から行っていますが、その心理活動が自分の中で十分に成熟していない場合があります。つまり、過去の苦い思い出について今でも思い悩んでいて、そういう話に触れられたくないというような場合です。そのような状態にある①のパターンの人に対しては、強い説得はご法度で、制作を諦めるのが賢明です。何故ならば、辛い思い出に直面する

ことで体調を壊すなどの問題が発生する可能性があるからです。

　このような場合には、もっと一般的な回想法や、他の人のアルバム自分史を読んでもらうなどして、緩やかに心理活動が進んでいくよう支援するのが良いでしょう。

　②③は、心理活動が成熟して、辛い思い出もすでに乗り越えて人生の1ページとして昇華しているにもかかわらず、「自分史を作る」ことは受け入れないケースです。

　②の人に対しては、本書や制作実績を見せて、**アルバム自分史がもっと気軽で楽しいもので、莫大なお金をかけて作る格式高い物ではない**ということを理解してもらうのが良いです。**「自分史」ではなく「アルバム」として説明する**と受け入れてもらうことが容易になります。

　③の人に対しても、「アルバム」という側面を強く訴求して、実際の制作物においても文章をできるだけ少なくして、アルバムの要素が強いものを完成させましょう。

　自分史は、多くの人が「ぜひ作ってあげたい」と簡単に考えがちな一方で、高齢者が「ぜひ作ってもらいたい」と考えるに至るには、様々な障害があり、それらをクリアするプロセスが必要だということを理解して、断られてもがっかりしないようにしましょう。「普段からあんなに繰り返し昔の話をしているのに、なんだ」と、感じる場合があるかもしれませんが、本人の気持ちを尊重するようにします。

ケース スタディ 5 本人に自分史作りを拒まれたケース①

　娘さんからご依頼をいただいて、80代後半の女性のご自宅に取材に伺ったところ、本人は作りたくないとのご意向でした。本人も理由をはっきりと言葉で表現することができないのですが、どうやら「形として残す」ということが趣味に合わないということのようでした。

　昔の話を聞けば楽しそうに話してはくれるので、取材としては成立するのですが、本人は本を作りたくない。とは言え、直接的なお客様である娘さんは作りたいという意向だったので、本人から聞いた話でそのまま本の形にしました。結果的には本人も喜ばれて、認知症ケアとしても功を奏したとのご報告をいただいたのですが、本人が拒む状況で作ってしまったことが果たして良かっただろうかと思っています。

ケース スタディ 6 本人に自分史作りを拒まれたケース②

　息子さんからのご依頼で70代の男性の自分史作りをすることになりました。取材当日にご自宅に伺うと、「病院に行く」と行って本人が外出してしまいました。お待ちしているとその後帰宅されたのですが、自室に引きこもってしまい取材を実施することはできませんでした。

　息子さんとしては親孝行として自分史を父親にプレゼントしたいと考えていました。しかし、お父様としてはその前にもっと他のことをして欲しい…ということのようでした。

ケーススタディ7 本人に自分史作りを拒まれたケース③

　私が自分史作りの仕事を始めた最初の頃に、90代女性の方にテストケースとして無償で作らせて欲しいとお願いし、断られたことがあります。その理由としては、すでに他界したご主人が様々な素晴らしい作品を残しておりそれを大切にしているけれども、そのご主人ですら作品集にまとめるようなことはなかったのに、自分だけが自分史のような晴れがましいものを作るようなことはあり得ないとのことでした。

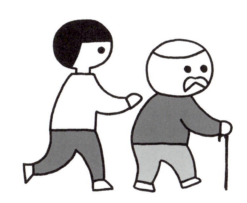

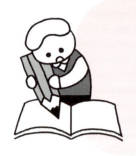

アルバム原本の取扱い

アルバム原本と写真の扱い方

　アルバム自分史を作る上で最も重要なアイテムは、家族に提供していただくアルバム原本です。しかし、古いアルバムの中には、もはや誰なのかわからない人物の写真が含まれていたり、大きくて邪魔だったり、カビ臭くて気持ち悪い…といった状態になっているものがあります。そのような場合、家族はもはやアルバムに価値を見出しておらず処分しなければならない厄介物として考えていることがあります。しかし、アルバム自分史を作ることによってアルバムや古い写真の価値が再評価されることになります。ですから、アルバム原本の扱い方や写真の選び方が重要となります。

福祉施設が作る場合

　アルバム原本から写真は剥がさないようにしましょう。剥がすとアルバム原本が損なわれる、原本写真が痛む、紛失リスクが高まるなどの問題が発生し、家族とのトラブルの原因となります。したがって、写真は何らかの手段でコピーしてアルバム自分史に使用する必要性があります。
　おすすめしたい複製方法は、スマートフォンで撮影してそのまま写真印刷を発注することができるアプリを使用することです。施設のコピー機でカラーコピーしても良いですが、手間と費用を考えるとスマートフォンアプリで発注してしまう方が低コストで済みます。

家族が作る場合

　家族が制作する場合に、「この際、アルバムの整理をする」と考えるのであれば、**アルバム原本から原本写真を剥がしてしまって別のアルバムに再編集する**ということが可能になります。過去の制作事例では、制作を進めていくうちに、新たに作っているアルバム自分史に対する愛着がどんどん強まっていって、ほぼ全員が「これさえあれば十分」とか、「古いアルバムはもう必要ない」と考えるに至っていました。アルバムの中には面白みのない写真も多いですから、今回選んだ写真だけを残して、それ以外のものは捨ててしまうという考え方を採用するのも一つの手です。

　複製方法については、自宅にスキャナやプリンターがある場合は、そのままスキャンし、データを加工して印刷することができるかもしれません。また、近くのコンビニにアルバム原本や写真原本を持ち込んでスキャンし、データ化した後に印刷する方法もあります。そして最も便利なのは、スマートフォンアプリを活用することです。スマートフォンアプリを使うと、非常に少ない手間・コストで複製ができるので、アルバム原本・写真原本を大切にしたい方は、その方法を採用するのが良いでしょう。

○ 写真を簡単に複製する

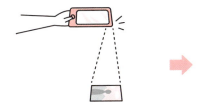
スマートフォンのスキャンアプリで写真を撮る

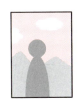
画像データにする

写真プリントしてくれるサービスを利用して写真を作る

近年は写真をスキャンできるアプリが多くありますし、写真をプリントしてくれるサービスも豊富です（おすすめのプリントサービスなどについては、巻頭p.15をご覧ください）。自宅にいながら注文ができ、写真の到着も早いので、おすすめです。

写真の保管方法

　福祉施設でアルバム自分史を作るには、家族から写真をお借りする必要がありますが、その写真は非常に貴重なものであることに留意しましょう。紛失することはもちろん、傷めてしまうこともあってはならないことです。そこで、写真を取扱いには、次の3つの対策の実施をおすすめします。

1　借りたアルバム・写真のリストを作る

　アルバム何冊、バラの写真何枚をお借りしたかをリスト化して記録に残しておくと、後のトラブル回避になります。心配な場合は、担当者のハンコを押した上で、コピーして家族にお渡しすると、なお良いでしょう。

2　一つの袋または箱にまとめて保管する

　保管しているうちにアルバム原本から写真が剥がれ落ちたり、アルバムに貼っていないバラの写真が散逸したりすることがあります。大きな袋や箱にひとまとめにして保管し、散逸を防ぎましょう。

3　写真選びとスキャンが終わったらすみやかに返却する

　最も有効なリスク低減方法は、預かり期間を短くすることです。必要な作業が終わったらすみやかに返却してしまいましょう。返却時は、①で作ったリストを元に全て返却完了したことを確認しましょう。

第3章 アルバムの作り方

写真を保管するには、
ジッパー付きのビニール袋
などが便利です

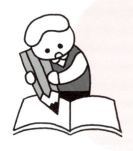

写真の選び方

何を基準に写真を選ぶか

　写真を選ぶ際には、アルバム自分史を誰が何のために使うのかを考えて選びましょう。

> 誰が何のために使うのか
>
> ・本人が思い出の回想を楽しむため
> ・本人が家族、介護士、友人知人とコミュニケーションを取るため
> ・家族が、家族の思い出を回想して楽しむため
> ・家族が本人をより深く知るため
> ・介護士が、本人をより深く知るため

　写真を選ぶ際には、これらに配慮する必要があります。つまり、回想や会話が弾むような写真、他の人たちが知らなかったような本人の側面や表情を知ることができるような写真や、家屋、近所、車、人間関係など、人生の文脈がよく理解できる日常の一コマを切り取った写真が適しています。一方で綺麗な服を着て写真館で直立不動で撮ったような写真はあまり多くは必要ありません。1枚か2枚あると、自分が立派な人生を歩んだ証拠として楽しむことができて良いのですが、4枚も5枚もは必要ないでしょう。

　また、本人の認知症が進んでいるような場合には、あまり複雑な写真は避けま

第 3 章　アルバムの作り方

しょう。写っている人数が少ない写真や、本人がそれが何なのか誰なのかきちんと認知できる写真を選ぶ必要があります。

話の内容に完全一致した写真がなくても気にしない

　写真が豊富にあれば良いのですが、あまり枚数がない場合もあります。当然あるものの範囲内で作るしかないのですが、そのような場合には厳密さを求めないことが重要です。例えば、本人が語った内容は中学生の頃の思い出なのだけれども、高校生の頃の写真しかないような場合です。そのようなときには、写真がないからそのエピソードは掲載しないという考え方ではなくて、中学のエピソードと高校の写真を組み合わせれば良いのです。写真がないことは本人もわかっていますから、それは納得して受け入れることができます。厳密に作ろうとするのではなく、ある程度の緩さを許容して作ることが大切です。もし本人が厳密性を求めるのであれば、その時その部分を再編集して作り直せば良いのです。

○　文章と写真の内容が一致しなくても気にしない

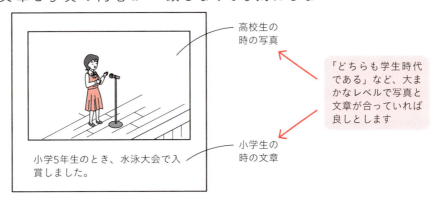

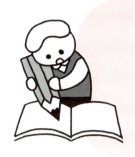

文章を作る

　アルバムと言っても自分史ですから、写真だけではなく文章も必要です。文章を書いたり配置したりする際には、次のことに配慮すると、より魅力的で読みやすいものになります。

① 主語を統一する

　基本的に、アルバム自分史の主語である「私」とは、自分史の主人公であるご本人です。しかし、家族や福祉施設の職員と一緒に作ると、いつの間にか「私」が家族や職員になってしまうことがばしばしば発生します。1冊の本の中で主語**「私」が変化してしまうと、認知症の人には理解することが非常に困難になります**。「私」とは認知症の本人であるということを、自分史の最初から最後まで統一するようにしましょう。

○　主語を変えたら表現も変える

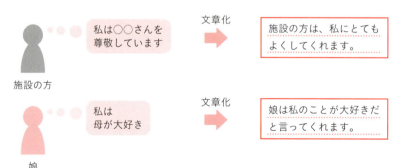

②できるだけ本人が言った言葉を
　そのまま使う

　本人が認知症の場合、自分の言葉を別の言葉や表現に言い換えられてしまうと、意味が理解できなかったり、混乱したり、実感が湧かず、感情に訴えられません。本人が最も理解しやすいのは自分自身の言葉ですから、**本人の言葉をそのまま使いましょう。**

○　本人の言葉遣いを活かす

本人

昔は家の裏で馬を飼ってただよ。あるとき散歩させようとしたら、パーッととんでっちもうた。

文章化

昔は家の裏で馬を飼ってただよ。あるとき散歩させようとしたら、パーッととんでっちもうた。

方言もそのまま表現する

③1文を短めに区切る

　1文とは、文の書き始めから句点「。」までのことを言います。例えば「私は現在89歳です。」で1文です。しかし、話し言葉には句点がどこにあるのかわかりませんから、本人の言葉をそのまま文章化していくと、1文がダラダラと長くなってしまいます。**認知症の人には、1文が短いほど理解しやすい**ということを念頭に置いて、文章を短く区切るようにしましょう。

○　文章は短く区切る

本人

私は現在89歳で、○○県に**住んでいて**、家族は○と○と一緒に、毎日楽しく元気に暮らしています。

文章化

私は現在89歳で○○県に**住んでいます**。○と○と一緒に、毎日楽しく元気に暮らしています。

④本人の認知力に応じた文章量とする

　文章量が多すぎると、読む意欲を持てなくなります。読まれない文章には意味がありませんから、本人が読みたいと思える文章量に抑えることが重要です。もっとも認知症の人は語れる内容があまり多くはないはずです。むしろ一緒に作る人が余計なことを追加しないように気をつけましょう。**余計なこととは、一緒に作る人の主観的内容**と考えると良いです。年齢、住んでいる場所、家族構成など、客観的内容を補足するのは必要なことですが、作る人の主観的内容は記載しないように気をつけましょう。認知症の人は、自分以外の人の主観が混じると混乱します

⑤上下左右の余白、行間、字間の余白を十分に確保する

　文章量が多すぎてはならないと④で述べましたが、**事実としての文字量**と、**印象としての文字量は微妙に異なる**ものです。ページの上下左右の余白や、行と行の間の幅、文字と文字の幅が十分に広くなっていると、文字量が少ない印象を与えることができ、読む意欲が湧きます。余白は広めにとるようにしましょう。

○　余白を確保する

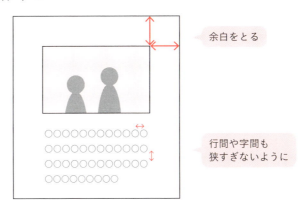

⑥可能な場合には本人に書いてもらうこと

　本人の能力として文章を書くことが可能で苦でない場合には、是非本人に書いてもらいましょう。手書きでも全く構いません。本人が手書きで書いた文字には、本人の人柄が表れた「生きた証」としての意味があります。
　ただし、本人が文章を書けない場合には強要してはいけません。加齢に伴う能力低下もありますが、戦前・戦中の生まれの方ですと、当時の教育水準が原因でもともと文字を書くこと自体が苦手な方も多くいらっしゃいます。プライドを傷つけ

ないよう注意しましょう。

ケーススタディ 8 おとぎ話

　娘さんからご依頼をいただいてアルバム自分史を作ったAさん（80代女性）は、認知症が中期に入って、記憶に混乱が見られました。ご主人との出会いについて、「川を渡る船に乗ろうとしたときに、主人が自転車を船に乗せるのを手伝ってくれた」という内容と、「誤って日傘を川に流してしまったところ、主人が拾ってくれた」という二つの内容を語られるのです。本人も家族もどちらが真実なのかはわからないということでした。そこで、アルバム自分史の中では傘のエピソードを採用しました。理由としては、「川を傘が流れていく情景が美しいから」という考えでした。

　アルバム自分史には事実を書くのが基本ではあるのですが、その事実を知るのは本人のみという場合があります。そのような場合には「おとぎ話」と割り切って、厳密な事実確認は行わずに本人の気持ちに沿うように作れば良いでしょう。事実に基づいた歴史書ではなく、本人の気持ちに沿うおとぎ話を作れば良いのです。ただし、認知症の症状として妄想や作話が重篤な場合には、家族との相談が必要になります。

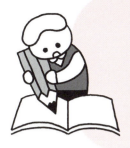

情報を補足する

基礎的な情報こそ重要な情報

　アルバム自分史は、基本的には本人から聴き取った内容で作ります。しかし、あまりにも基礎的すぎる内容は、本人の口からは出てこない場合があります。認知症の人の場合はその傾向が強いので、一緒に作る人が補足しましょう。基礎的情報は、本人の人生を構成する重要情報でもあります。その重要情報を忘れてしまうと、自分が誰なのか曖昧になったり、家族も傷ついたりする可能性が高いですから、アルバム自分史の中に是非書き留めましょう。

補足すべき基礎情報の例

- ・出身地
- ・祖父母・両親の名前
- ・学歴・職歴
- ・現在の住んでいる場所
- ・生年月日
- ・配偶者・子ども・孫の名前や誕生日
- ・受賞歴

その他の補足情報

- ・親友の名前
- ・「一方その頃」の社会的出来事
- ・引っ越し歴
- ・家族の思い出の出来事
- ・本人が好きな歌
- ・乗り継いだ自動車の履歴

基礎情報のまとめ方

基本的には個別文章の中に混ぜ込めば良いのですが、図表のようなものにまとめるという方法もあります。

図や表を使ったまとめ方

- ・家系図
- ・人名キャプション付きの集合写真
- ・人物関連図（家族、職場、同級生、友人など属性ごとにまとめる）
- ・年表

注意点

本人の主観と異なる内容を記載したり、一緒に作る人の考え方や意向を優先したりすることは、本人の人生に対する否定です。本人の主観的世界観を尊重して、「補足しすぎない」ように注意しましょう。

補助者から出てきた思い出や情報を元に文章を作る場合には、補助者を「私」という代名詞で記載しないよう注意しましょう。補助者が花子さんである場合には、「花子さんは○○をしました」「花子さんは○○と言っています」というように個人名で表記しましょう。

辛かった出来事の扱い方

辛い出来事を避ければよいというわけでもない

　自分史を作ろうとすると、しばしば辛い出来事、不幸な出来事に直面することとなります。そのようなエピソードをどのように扱うかということは非常に難しい問題です。自分史のメリットとして辛かった出来事を書き記し表現することで心理的に乗り越えるという作用があります。しかし、それにはかなりの心理的負担がかかるので、取扱いには慎重な判断が必要となります。次の3点を検討して、総合的に取扱いの判断を行いましょう。

　心と体はバランスをとって成立していますが、体の衰えたお年寄りの場合、心の影響力の方が強くなっています。辛い出来事に向き合うことによって、体調を崩すことも考えられると念頭に置いてください。

辛かった出来事を記載する判断基準

・本人が記載を望んでいる
辛い出来事でもすでに心の中での消化が完了して、自分の人生を形成した重要な要素の一つとして「良い出来事」へと昇華している場合があります。「その時は辛かったけど、それがあったから今があったので、むしろ感謝している」というような解釈ができている場合には、自分史で扱っても良いでしょう。

・家族として記載されて問題がない

上記のように「それのおかげで今がある」と本人が解釈していても、家族としてその出来事の情報が人の目に触れること、もしくは記録として残ることを望まない場合があります。本人だけでなく家族がどう思うかも検討する必要があります。

・第3者の目に触れたときに問題が発生しない

「人の悪口は書かない」というのは自分史の基本ルールです。例え本人と家族の気持ちには問題がなくても、誰か他の人が困るようなことを記載してしまうと、本人の品位が下がりますので、気をつけましょう。

　上記3点に基づき総合的に考えて、アルバム自分史の中で扱うことは間違いなくリスキーであるにもかかわらず、絶対に扱った方がよい場合があります。1つの事例を紹介します。

ケーススタディ 9 表現の仕方によって、掲載できる幅は広がる

〈ご家族〉
- 自分史の主人公：Xさん（90歳、母）
- 自分史の制作者：Aさん（65歳、娘）

〈制作時の状況〉
　Xさんには男女4人の子どもがいたが、そのうちの4番目の次男Dさんが高校生の頃に自殺した。それ以来Xさんは自殺した子どもについての話題に触れることを一切拒否して、家族内でのタブーとなって50年以上が経過している。

本人XさんもA娘さんも、亡くなったDさんのことを自分史の中で取り扱うことを望んでいるか否かが不明な状態でした。自分たち自身もどうしたら良いのかわからないという状態であったため、通常であれば自分史に掲載することが極めてリスキーと判断されました。しかし、自分史から削除してしまうと単なるタブーではなく、家族の公式記録として「存在しなかった」ことになってしまい、許されることではないように思われました。

取扱い方についてBさんと慎重に検討した結果、自殺したという出来事には触れず、ただし写真を掲載することによって次男の存在を表現することにしました。その際、「4きょうだいそれぞれに、子ども時代と大人時代で1ページずつを割り、次男のみ大人時代がない」という7ページを構成することにしました。これによって、全ての子どもたちを平等に扱い、かつ自殺の事実を**婉曲的に表現**しようと思ったからです。

○作ったページの構成

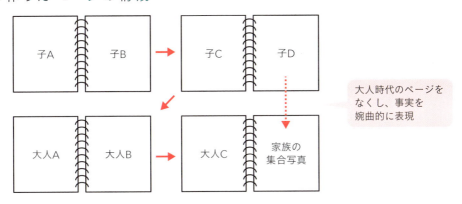

この自分史を制作後、Bさんから連絡が入り、篤いお礼の言葉をいただきました。Aさんの口から50年ぶりに「あの子はかわいそうなことをした」という言葉が漏れ、その一言で50年間の家族のわだかまりが氷解したというご報告でした。

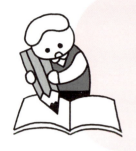

美しくレイアウトするために

レイアウトが美しくなるポイント

　せっかくアルバムを作るのですから、多くの人はできるだけ美しく作りたいと考えることと思います。美しく作るために、次の2点に気をつけてみましょう。

ポイント①　できるだけシンプルに作る

写真は1ページに1枚、多くても2枚にするとすっきりします。文字もあまり多くせず、余白を大きく取りましょう。シンプルなデザインは、認知力が低下したお年寄りにとっても理解しやすいと同時に、誰に対しても美しい印象を与えることができます。色紙やカラーテープなどの装飾物も濫用しない方が美しくなります。

◯　1ページに複数枚使用した例

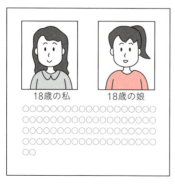

このケースでは、母と娘が同じ年齢のときの写真を並べる、という工夫をしています。意図がある場合には、1ページに1枚という制限を無視した方が面白くなるケースもあります。

ポイント② アルバム全体として統一感を持たせる

アルバム全体の全ページを統一されたルールに基づいてデザインすると美しくでき上がります。ルールの例として、次のようなものがあります。
・1ページに掲載する写真の枚数の上限を決める
・1ページの文字数の上限を決める
・全ページで文字の大きさを統一する
・全ページで上下左右の余白の幅を決める
・白・黒以外の色を用いる場合は1色多くても2色に限定する

施設と家族の制作の心得

施設の場合

「良いものを作ろう」と考えると、どんどん手間をかけて様々な工夫を追加して…という方向に走りがちですが、「加えるものがない状態」ではなく**「取り去るものがない状態」を目指して作ってみましょう**。これは、介護士などの制作者の自己満足に陥ることを避けるためです。利用者本人や家族の目から見た、客観的な美しさを目指しましょう。

家族の場合

一方で、家族が本人と一緒に作る場合は、様々な思い入れがあってシンプルに作ることは困難となるはずです。その場合には、客観的な美しさを目指すよりも、**本人と家族の満足を追求する**ことが**重要**です。自分史は本人と家族が満足できることが何よりも重要です。多少、情報過多な内容になったり、レイアウトが崩れたりした自分史になっても問題ありません。

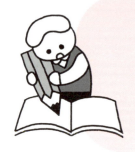

タイトルを付ける

読みたくなるタイトルを付ける

　アルバム自分史の場合、タイトルを付けるにあたって一番重要なことは、**本人が気に入って何度も読みたくなるかどうか**です。第三者から見て読みたくなるかとか、内容が適切に表現されているかどうかはあまり気にせず、本人が気に入るタイトルを付けましょう。

　　タイトルを考えるヒント

　・本人の口癖、人生に対する感慨を表す言葉、座右の銘
　　例：「よくやった」「どっこいしょ」「ありがとう」「縁に救われて」

　・本人が好きな言葉や物
　　例：好きな歌からの引用　好きな花の名前

　・「人生」を思わせる言葉を組み合わせる
　　例：「私の旅路」「人生航路」「北林英子 記憶と記録」「北林英子の人生」

◯ タイトルの例

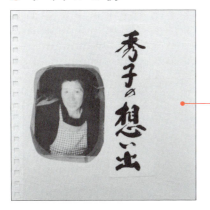

ストレートなタイトルです。習字の得意な親族が、題字を書いてくださり、印象の強い表紙になりました。タイトルを決めたら、その表現方法にも工夫ができると、目を引く面白いものができます。

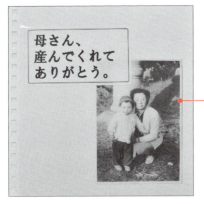

これは、娘が母に、母のアルバム自分史を作ってプレゼントしたケースです。母に対する感謝の言葉をタイトルにされました。アルバム自分史の制作過程で、若い頃の母の苦労に改めて気付かされ、感謝の念が湧いたため、この言葉をタイトルに選ばれたそうです。

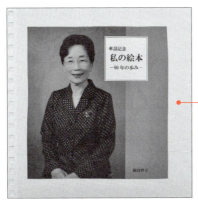

タイトル以外の言葉も表紙に盛り込む、という工夫もできます。この方は、傘寿の記念として、年度末までに自分史を制作しました。そのため、タイトルの上に「傘寿記念」、下に「－80年の歩み－」と書き添えています。

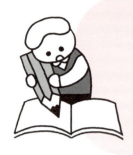

キャプションを付ける

キャプションが思い出すヒントになる

　写真の下には、その写真の内容を説明する短い文章（キャプション）を付けると良いでしょう。

　お年寄りは自然と認知力が衰えていきますから、ただ放っておくと写真の人物が誰か、写真の場所がどこか認知できなくなる可能性があります。全ての写真にキャプションをつけるのが大変であれば、誰なのかを忘れて欲しくない子どもや孫など、特に重要な人物の写真だけには必ずキャプションをつけましょう。

　キャプションを付けるもう一つの大きな理由は、50年後、100年後の未来の読者のためです。本人からすると曽孫や玄孫といった未来の家族が大人になって自分のルーツを知りたいと思った時に、このアルバムによってファミリーヒストリーを知ることができれば、とても喜ぶことでしょう。反対に、本人しか知らぬ情報は、記録されなければ当然失われてしまいます。例えば、先祖はどんな人だったのか、ファミリーヒストリーにおいてどういう影響を与えた人なのか、といった情報は、子孫のアイデンティティにとって非常に重要です。

第 3 章 アルバム自分史の作り方

○ キャプションの役割

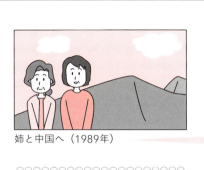

姉と中国へ（1989年）

○○○○○○○○○○○○○○○○○○○○
○○○○○○○○○○○○○○○○○○○○
○○○○○

「いつ、誰と、どこで」などの情報があると思い出しやすくなる

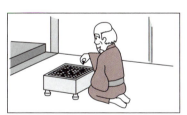

碁の強かった祖父（百三郎）

○○○○○○○○○○○○○○○○○○○○
○○○○○○○○○○○○○○○○○○○○
○○○○○

本人しか知らない写真の情報は、後の子孫にとっても貴重な家族史の資料となる

097

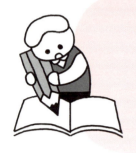

奥付を付ける

奥付を付けて仕上げをする

　出版社が書籍を作る際に、重要視するのが奥付です。**奥付はその本の基本情報をまとめた書籍プロフィールのようなもの**です。この本の最終ページをめくって、どのような内容が書かれているか見てみましょう。

　アルバム自分史も自分史という書物ですから、奥付を付けて書籍としての体裁を整えましょう。いつ誰が作ったのかという記録が奥付に残っていると、第三者が知りたいときにも役立ちます。

奥付に記載すると良い内容

・本のタイトル
・発行日（完成した日）
・著者名（自分史の主人公）
・編集者（自分史作りを手伝った人）
・福祉施設の名称、住所、電話番号など（福祉施設が作る場合）

第 3 章 アルバム自分史の作り方

○ 奥付の例

私の旅路

—— 80年の軌跡 ——

発行日 2019年10月11日
著者名 田中一男
編集者 田中和美

・基本的な書き方です。
　手書きで記載しても構いません。

傘壽記念
『あっぱれあっぱれ』

発行日：2018年3月31日
語り：山田花子（89歳）
聴き取り：鈴木悦子（山田花子の長女）
編集：斉藤幸子（山田花子の次女）

・何かの記念の際にプレゼントされた場合など、
　「○○記念」など記載があると思い出になりや
　すいかもしれません。

・制作に当たって役割分担した場合は、「聴き
　取り」などと役割ごとに制作協力者を記載す
　るのも面白いです。

・また、制作協力者は主人公である本人との関
　係を記載すると良いかもしれません。ご家族
　でも苗字が異なるケースがあるので、そのよう
　な場合にも本人との関係が明記されていると
　第三者にわかりやすくなります。

アルバム自分史
『一期一会』

制作日：2019年8月27日
著者：佐藤太郎
編集・制作：ケアガーデン○○
（株式会社○○）
山梨県○○市○○町1000

・施設で作った場合には、その施設についての
　情報が記載されていると、その施設でのサー
　ビスで制作したことがわかりやすくなります。
　また、施設のロゴなどを入れる場合も、奥付
　に入れると収まりが良くなります。

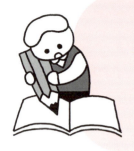

完成後の再編集

認知症の経過に併せてアルバムを再編集する

　アルバム自分史は、一度完成したらそれで終わりということにはなりません。完成したアルバム自分史を眺めていく中で、新たに様々な記憶が戻ってくるということがよく起こります。あるいは、家族や親戚が新しい写真を提供してくれて、**写真などを追加する**ということもあります。

　コンテンツが追加されるというだけでなく、場合によっては、**コンテンツを削減する**必要もあります。本人の認知症が進んで認知力が落ちて来たような場合には、1ページの掲載内容を2ページに分割するとか、一部を削除するなどの対処が必要になります。あるいは、文章を削減して、写真を大きく拡大してあげるなどといった対応も、認知力の低下に対して有効な手段です。

○　ページを分割する

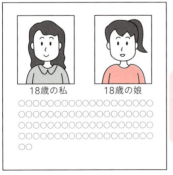 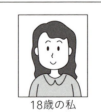

ページを分けて、写真と文字を大きくする

100

写真の人物の名前を追記する

　また、是非オススメしたい再編集方法としては、**人物写真にその人の名前を追記してあげる**というものです。写真の中のどの人物が誰なのかということを最初から記載してしまえば良いような気がしますが、まだ認知力が高い段階で、当然覚えている人物の名前がいちいち書かれていると本人のプライドを傷つけてしまうことがあります。また、完成後に「これは誰なのか」ということを口頭で説明することが本人の重要な仕事であり、コミュニケーションを活性化する仕掛けにもなっています。したがって、最初から誰なのかを書いてしまっては、本人からその仕事を取り上げてしまうことになりますから、まだ認知力の高いうちは、ほどほどにとどめましょう。認知力低下の状態に合わせて、誰が誰だかわからなくなる前、本人も必要だと感じるタイミングで追記してあげるのが良いです。

○　名前の追記

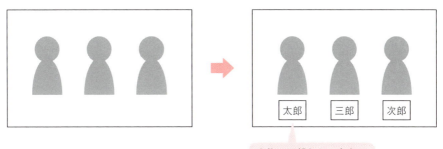

人物の下部など、余白に名前をつけてあげる

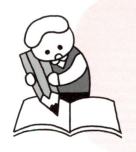

権利について注意すべき点

把握しておくべき権利

　家庭内でアルバム自分史を作って活用する場合には、常識の範囲内で制作すれば、大きな問題はないでしょう。しかし、福祉施設で作る場合には、権利関係に注意する必要があります。特に、著作権については、十分な注意が必要です。

著作権

　まず、知的財産権は、知的な創作活動によって創作したものが「無断で他人に使用されない」権利です。著作権は、この知的財産権のうちの一つに当たり、著作者等の権利保護を図るためのもので、著作権法によって定められています。著作権法で保護の対象となっている著作物は、具体的には写真や音楽、小説、美術などがそれに当たります。そのため、例えば本人の好きな画家の絵を表紙に使いたいなどのケースは、権利上問題がないか確認が必要です。

著作物を利用したい場合

　それでは、他人の著作物は全て使用できないかというと、そうではありません。他人の著作物を利用したい場合は、基本的に著作権者の許諾を取ります。許諾なく使用できる場合もありますが、利用の可否は次の図をみて判断します。

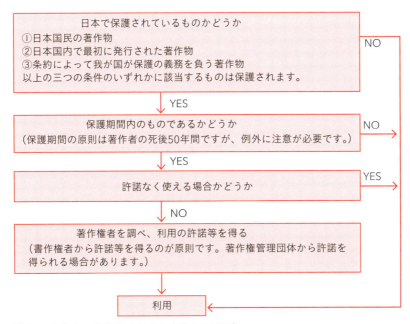

（出典：文化庁、著作物を利用する場合の手順）

　また、著作権についての詳細は、文化庁のHPに詳しい記載があるので、そちらを確認するといいでしょう（例：著作権制度の概要）。

　ただし、それでもどう判断すべきかわからない場合などは、著作物の利用に関する相談ができる団体もあります。例として、公益社団法人著作物情報センターは、HPで著作権についてわかりやすく解説しているだけでなく、相談室（著作権テレホンガイド）を設けており、著作物の利用に関する相談に応じてくださいます。

参考
● 文化庁　著作権なるほど質問箱
　https://pf.bunka.go.jp/chosaku/chosakuken/naruhodo/

● 公益財団法人著作物情報センター
　http://www.cric.or.jp/index.html

ケーススタディ 10 著作権侵害

　私が自分史を作って差し上げた方は、お住まいの福祉施設に自分史を持ち込んで大切にしてくださっていました。私としては介護士の方の目にも触れて介護の役に立てば嬉しいと考えていました。

　ところがある日、家族から連絡をいただきました。入居している福祉施設が自分史を作ってくれたと言うことで、ある冊子を見せていただいたのです。すると、その10ページほどの冊子のうち半分ほどは、私が作った自分史の文章そのもので、大変な衝撃を受けました。広範囲に渡ってかなりの文字量を丸々コピーしており、その冊子に占める割合や重要性も高く、この部分以外に価値ある記事はほとんどないように思われました。つまり、私の作った自分史をコピーしなければ冊子自体が成立しないという有り様でした。

　この福祉施設に対しては厳重な抗議を行い、口頭での謝罪を受けたことはもちろんですが、代表印を押した書面で謝罪していただくことで決着しました。

肖像権

　法律で定められた著作権と異なり、一般的に言われる「肖像権」にはこれを定める法律はありません。それでも、自分の撮影した写真であれば、誰が写っていても関係なく使用できるわけではありません。撮影されない自由を主張する肖像権は、確立しつつある新しい考え方なので、配慮が必要です。そのため、基本的には、一緒に写真に写っている人に許諾を得ると、良いでしょう。写真について注意すべき点も、文化庁のHPが参考になります（https://pf.bunka.go.jp/chosaku/chosakuken/naruhodo/answer.asp?Q_ID=0000493）。

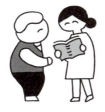

第 4 章

アルバム自分史の活用方法

- 介護現場での活かし方
- お試し感覚で楽しめる一枚自分史レクリエーション

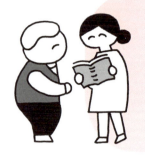

介護現場での活かし方

　アルバム自分史の制作時に知ったその方の背景などの知識が、また本となったアルバム自分史自体が、本人との円滑なコミュニケーションを生む鍵となります。

　実際に、どのように自分史作りがコミュニケーションに活かされたか、エピソードをご紹介します。

帰宅願望

　「そろそろ帰らないといけませんわ、ごちそうさまでした」

　さっきまでお隣さんと談笑していたAさん（83歳女性）が、急に眉間にしわを寄せ、落ち着かない様子となりました。シルバーカーを押しながら出入口付近をソワソワ。なじみのケアスタッフに声を掛けます。

　施設に入られて間もない方には不思議なくらい同様な様子が見られます。

　日が傾いてきた、何かすることがある、自宅ではない、といった感覚がしっかり残っているのでしょう。

　「Aさん、いつもの、見せてください」。そうお声がけすると、Aさんは廊下のベンチに一緒に腰掛けて、シルバーカーに収納している『自分史』を取りだします。忙しく働かれていた頃の暮らしのページを開きます。ご主人は自宅で商売を営み、何人か人を雇っていたそうです。その人たちの食事の世話はAさんが担当をされていました。腰が曲がり、移動にはシルバーカーを手放せませんが、てきぱきとした口調の朗らかな性格の方です。

　次に聞いたのは、施設に入所した頃のページです。もともと県外のお住まいで、

ご主人が亡くなられたのを機に、親戚が経営するこの施設に入所することになったのです。

「今日はどうやっていらしたんでしたか？会社の車でしたか」と聞くと、

「そうだね。会社はいい具合に任せたんだった」

「じゃあ、ここにいらっしゃればご家族も安心ですね。よかったです」

「そうだで、じゃ、もう一晩世話になろうかな、部屋はあるかね？」

ケアスタッフが「ちょうどいつもの部屋が使えますよ」と答えると、Aさんはにっこり安心した様子で、なじみの入居者と晩ご飯の話を始められました。

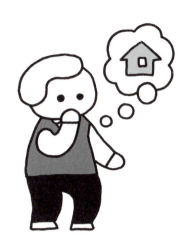

入浴拒否

急な声かけには、だいたい入浴を断るBさん（90歳女性）だそうです。家族は省庁のお勤めをしていたとおっしゃっていました。部屋を出るときは服装をきちんと整えて、デイルームのいつもの場所に姿勢よくお座りです。ゆっくりですが、杖を使ってしっかり歩いておられます。

Bさんは、特別養護老人ホームで、自分史の作成に協力いただいた一人です。**故郷のお話の中で、温泉が豊富な地方のご出身とわかりました。**生家のお風呂には温泉が引かれ、きょうだいと一緒ににぎやかに浸かっていたそうです。

地元で慣れ親しんだ温泉の効能や評判をひとしきり話し、お風呂へのこだわりを話してもらいました。すると、Bさんは着替えをきちんと準備しないと落ち着かないことがわかりました。

「こっちのお風呂も試してみませんか、午前中、汗かいちゃったでしょう、お背中、流します。さっぱりしますよ」。ケアの担当者が丁寧に声を掛けると、「いいわよ。ほら、この長いタオルを使うの。じゃ、ちょっと失礼して行ってまいり

ます」と、にこやかにお風呂に向かわれました。

ケアスタッフは、Bさんがトイレを済ませ、下着や着替えの準備ができているタイミングを見計らって、「Bさん、温泉にお詳しいと聞きました」と温泉の良さを話題にしながら入浴に誘います。表情が硬く、断られるときは、「あら、今日は特別いいお湯が出ているそうですよ」「何を準備するとよいでしょうね。こちらの柔いタオルを使いましょうか」「肩こりはありませんか、温まるとホッとしますね」などと、本来お風呂好きのBさんに合わせた声かけを考えるようになりました。

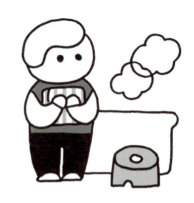

不安、徘徊

Cさんは85歳の男性です。訪問看護師と一緒にご自宅に伺いました。中等度認知症が進行し、食事を食べようとしない、時々トイレに間に合わないなどの症状が出てきたため、家族が心配して何かできることがあれば、と自分史作りを申し出られました。

周りを山に囲まれた地で生まれ育ち、小学校の教員となり、校長まで勤められたそうです。古いアルバム写真もあり、昔のお話は順調に語られました。しかし、83歳の妻の表情はさえません。足腰が弱り、転ばないかと心配しているけれども、雪の降るような日に限って外に出ようとするのだそうです。先日もうっかりしていたらいなくなり、探しに出たとのことです。

「何度、出ちゃいかんよって言っても、ダメなんです。畑ならいいけれど、道路のど真ん中にいたんですよ」。ため息をついて話されました。

Cさんは話し好きでたくさん話をされますが、要領を得ない（話が飛ぶ）こともありました。2回、3回と伺っていくと仕事の話題では、何度も、「自分は失敗しなかった」と繰り返されることに気付きました。

第4章 アルバム自分史の活用方法

当地は雪が多い土地柄で、通学途中の子どもが雪崩に出会ったり、怪我をしたりということが過去に何度もあったそうです。

まだ新米教員の頃から、Cさんは集団で登下校する小学生を、道路わきに立って見守っていたことがわかりました。急カーブになっている場所は要注意だったのだそうです。

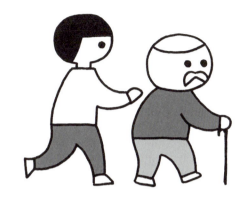

「すごい、ひとつも事故がなかったのですね。生徒さんは安心でしたね」などとCさんに話しながら傾聴しました。何としても生徒を守るという信念と愛情は、退職されても、認知症になられても少しも変わらずお持ちだったのです。

きっと、Cさんは雪が降ると小学生が心配で、外へ出て、道路を歩き回られたのではないでしょうか、と家族に伝えました。

それから妻は、下校時刻頃、不安げな表情のCさんに、「生徒さんは全員、家に帰られたそうですよ」と、話しかけるようにされました。

「そうか、そうか」。Cさんが一人で外に出ることはなくなりました。

乱暴な言葉（家族との関係）

「なんだよー、ふざけんなよ〜。コンチキショー、コノヤロー」。乱暴な言葉ですが、話す本人は楽しそうです。ニヤニヤッとしながら、べらんめえ口調で、部屋を片付けているケアスタッフに答えています。

Dさんは（83歳男性）ユニット型特別養護老人ホームに入って1年以上経ちます。一人で倒れているところを保護されて入所となったのだそうです。

足腰が不自由で、移動には援助が必要、認知症のため傾眠がちですが、話はできるので自分史を作ってはどうかとケア担当者からの勧めで開始となりました。

手持ちの写真はなく、生家からは勘当同然の状態で、北海道の炭鉱で働いてい

たらしいとの情報だけはケアスタッフさんから得ることができました。

「お生まれはどちらですか？」「よく遊んだ場所は？」と聞くと、某山寺に通って遊んだ日々を嬉しそうに思い出されました。地名が出てくるのでインターネットで場所を検索し画像を印刷していくと、ますます話が弾みます。

「親父はな、けんかに負けて帰ってくるんじゃねえ、って叱ってくれる。よおし、負けねえぞって、子ども心に思ったね。てやんでぇ、このやろ〜、てなもんだ」

お話によると、Dさんは、子どもの頃はけんか三昧で、負けないように身体を鍛え、やんちゃな日々を送られていたそうです。

その後、炭鉱で働いて結婚もされたようですが、よく思い出せない様子でした。その場合は無理に引き出そうとせず、話題を変えるようにします。

Dさんの軽妙なべらんめえ口調がぴたりと止まった写真がありました。山から写した生まれ故郷の市内全体の風景です。あまりに静かなので、眠ってしまわれたかと思った頃、「ああ、ここだ、ここに帰りたかったんだ」と静かにつぶやかれました。

「そうなんですね、よかった、今の施設はその近くなんですよ」

Dさんは黙ってうなずかれました。Dさんのべらんめえ口調は減り、穏やかな好々爺となられたようです。

認知症のお年寄りは正直です。嘘をついたり隠したりすることは決してありません。きっとこれまでも葛藤がおありだったのでしょう、話せる範囲で話していただくこと、頑張った、いい人生だったと振り返っていただけることが何よりの到達点です。

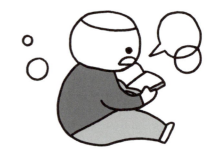

辛かったこと

Eさんは80歳代のもの静かな婦人です。

1、2年前、腰を痛めてからは続けてきた農作業を控えました。その後に、うつ傾向

第 4 章 アルバム自分史の活用方法

が始まり、軽度の認知機能障害もみられ、いっそう外に出たがらず、引きこもりがちとなってしまいました。心配した近所に住む娘夫婦の勧めで、自分史作りに参加することとなりました。

細身のEさんは遠慮がちに、そして、淡々と波乱に富んだ人生を語られました。

勉強は好きで進学したかったそうですが、当時、中学校に進学できる女子はほとんどいませんでした。看護師を志して家を離れて寄宿舎に入ったものの、家の事情で諦めざるを得なかったそうです。農家に嫁いでからはずっと働いてきたのだそうです。

子どもの話におよんだ際、可愛い盛りの長男を疫病で亡くした経験を話されました。

「たった3日で亡くなった。仕方なかったけど、悲しかった…」

「夫は戦争でいないし、畑仕事は女の務めだった。畑に背負って連れて行くと、おとなしく遊んでくれてて。かあちゃん、かあちゃんってね…。可愛かったよぉ。赤トンボを見ると、思い出すの」

娘さんは「上に兄がいたのは知っています。小さい時に亡くなったって。でも今回、初めて様子を聞きました」「今なら助かったでしょうに。辛かったでしょうね」と、一緒に泣かれました。Eさんの自分史には、赤トンボに囲まれてにっこり笑っている可愛い男の子のイラストを入れました。

外に出たがらなかったEさんですが、何か吹っ切れたように「行ってみようかな」と週2回、デイサービスに通い始めました。昔の農家仲間の知り合いと、苦労話などをしながら、通い続けられているそうです。農業はできる範囲で、細々と続けると笑顔でおっしゃっていました。

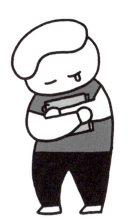

111

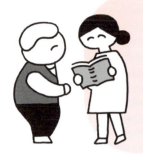

お試し感覚で楽しめる
1枚自分史レクリエーション

　アルバム自分史は、福祉施設でのレクリエーションにも応用できます。ここでは、簡単にできる1枚自分史レクリエーションの実施のポイントや流れを紹介します。

お試し感覚で1ページだけ作ってみましょう

　多くのお年寄りは、「自分史を作りましょう」と言うと、大事業に取り組むことだと思ってしまい、自分にはそんなことはできないと否定的に考える傾向があります。このような、自分史作りにまだ取り組むことに抵抗がある方に対しては、「1枚自分史レクリエーション」を実施してみることをおすすめします。**1枚の写真を使って、アルバム自分史の1ページをお試し的に作ってみる、というプログラム**です。ここではカルチャースクールで行っているワークショップの内容を紹介します。

準備するもの

- 町の景色や報道写真など。社会一般の昔の写真
- 「台紙に書きこめるアルバム」（無印良品）のバラの台紙を1人1枚
- 思い出を書き込むための紙
- ハサミ

（参加人数　3〜7人くらい）

タイトルの設定がキーポイント

　文章のタイトルは「●●●（写真の内容）と私」と設定することが非常に重要です。多くの参加者は社会一般の昔の写真を選ぶと、その写真の内容の説明文を書いてしまいます。例えば東京オリンピックの写真を選んで東京オリンピックの説明文を書くわけですが、それでは自分史にはなりません。自分史とはその人の個人的エピソードがなければならないのです。そこで、文章のタイトルは「東京オリンピックと私」のように「●●●と私」で書いてくださいと指示することで、自分自身の個人的エピソードを書き込むように促すのです。

ワークショップの流れ

①大きなテーブルを参加者で囲む形で座る。

②これから写真1枚とそれぞれの思い出で自分史の1ページを作ると説明する。

③テーブルの中心に社会一般の昔の写真を広げ、1枚選んでもらう。

④参加者が昔の写真を自由に見る時間をとり、参加者同士で会話をしながら写真を眺めて楽しんでもらう。

⑤会話が一通り終わって参加者が1枚選べるようなタイミングになったら、上記キーポイントの説明をして「●●●と私」という内容で文章を書けるような写真を選んでもらう。

⑥参加者が写真を選んだら、各自文章を書いてもらう。

⑦台紙に、選んだ写真と書いた文章を貼って完成させる。

⑧完成した人から順番に、文章を読んで発表してもらう。

○ 成果物の例

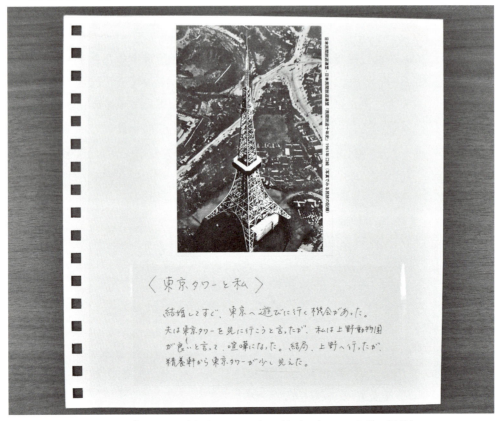

写真：日本民間放送連盟『民間放送十年史』1961年 口絵（写真でみる民放の記録）

著作権上の注意点

　このワークショップでは、社会一般の昔の写真が重要なアイテムです。昔の写真は、インターネットから著作権フリーのものを集めるのが良いでしょう。また、**都道府県や市区町村のホームページ上で地域の古い写真を公開している場合があります**。申請すれば、使用許諾が得られる場合もあります。そのような写真を集めて、利用許諾条件を確かめた上で、実施しましょう。

巻末特集

- 自分史作りのプロ∶橋本記者
  〜魅力的な自分史を作るコツ〜
- 認知症ケア研究のプロ∶西田博士
  〜自分史が認知症ケアにどう役立つか〜
- 制作同意書

自分史作りのプロ：橋本記者
魅力的な自分史を作るコツ

ここでは、実際の自分史作りのプロとして、よみうり自分史（読売新聞）の制作に携わっている方に、魅力的な自分史作りのポイントについてお話を伺いました。

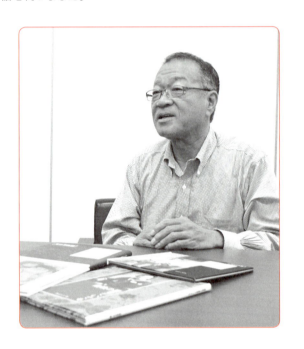

記者情報

橋本弘道（はしもと ひろみち）
1982年、読売新聞東京本社入社。主に社会部の記者として、警視庁や金融事件などを担当。阪神大震災などの災害の取材にも携わった。その後、映像部、配信部を経て、現在は、読売新聞教育ネットワーク事務局に所属して、よみうり自分史制作の記者も担当している。

よみうり自分史とは

　読売新聞の自分史制作サービス。一般的な、主に文章で綴る自分史ではなく、写真を多用した絵本のようなスタイルの自分史。読売新聞の記者経験者が取材し、執筆する。

巻末特集・自分史作りのプロ

プロインタビュー ▶ 橋本記者

―― どんな質問をすると、話を引き出しやすくなりますか？

「どう思いましたか？」と聞くと、だいたい返ってくる答えは、嬉しい、楽しい、辛い、悲しいの4つなんです。しかし、それだけだと文章になりにくいので、五感を聞きます。思うに、人間が特に覚えているのは、音と匂いなんですよ。音には人の声も含まれます。だから「どんな音がしましたか」などと聞くと、思い出してもらいやすいです。

例えば、家族が亡くなって辛かったという話でも、「お葬式でどんな音が聞こえましたか」と聞くと、「そう言えば、○○さんが『△△ちゃん△△ちゃん』と言うのを聞いて、涙がこぼれました」という話が出てきます。

―― 五感から話が広がりますね。では、自分史を作る段階では、どんな点に注意したらよいでしょうか。

人生にはメリハリがあります。それぞれの場面を均等に生きてきたわけではないから、強調したいところは膨らませる、そうでなければ事実関係だけに止める、ということを意識すると、魅力的になると思います。

それから、ご本人の現場の感覚を盛り込んであげること。私の体験ですが、阪神大震災の後に現地で取材をしていたら、ある二人が地震以来久しぶりに再会する場面に出くわしました。

「元気やったの？」「元気やったよ」「あんたのとこどうだった？」「うち全壊！」「え、うちも全壊！わははは」

私はそれを聞いて、復興ってこういうことだなと思ったんですね。現場に行ってわかることがあります。

自分史って、本人が現場にいたことじゃないですか。その現場にいる感覚を、できるだけリアルに引き出して書いてあげる。そのためには、繰り返しになりますが、匂いや音はどうだったという話を引き出して、自分史に盛り込めるといいのではないでしょうか。

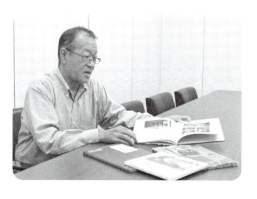

認知症ケア研究のプロ：西田博士

自分史が認知症ケアにどう役立つか

ここでは、認知症ケアについて医学的な観点から研究されている方に、自分史が認知症ケアにどう役立つかについてお話を伺いました。

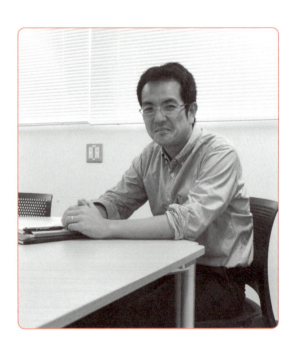

研究者情報

西田淳志（にしだ あつし）
医学博士。現在、公益財団法人東京都医学総合研究所に所属し、心の健康プロジェクトのプロジェクトリーダーに就任。主に、思春期の子どもの心の発達と、認知症の方の在宅のケアについて研究している。

心の健康プロジェクトとは

　医学に関する研究を総合的に行うことによって、都民の医療・福祉の向上に寄与することを目指す東京都医学総合研究所にて行われている、27のプロジェクト研究のひとつ。少子高齢化の進行する東京における心の健康づくりに取り組んでいる。

研究者インタビュー ▶ 西田博士

—— 自分史は認知症ケアにどう役立ちますか？

認知症のケアでは、その人の価値観を理解して、それに沿った関わりや支援をしていくことが大事です。パーソンセンタードケアと言われる「その人を中心としたケア」なのですが、突き詰めると、その人の価値観を理解したケアということです。そして、その価値観は人生の文脈の中で形成されていくものなので、それを理解するためには人生を知ることが基本になる。だから、人生史を共有できると、ケアに関わる人たちが、ご本人を深く理解した関わりができるのではないかと思います。さらに、我々がもっとやっているのは、家族史と言って、お父さんお母さんの人生まで遡るのですが、そうするともっとよくわかります。

—— その人の価値観を理解することが一番大事なのですね。

私は一方で、思春期（最近の定義では、およそ10歳から24歳まで）の発達についても研究しているのですが、最近言われているのは、第二次成長期に性ホルモンが出てくると、脳の記憶力が一時的に高まり、その時の記憶は、ご高齢になって認知症になっても、最後まで残る記憶になるということです。自伝的記憶と言うのですが、思春期にどういう思いでどういう音楽を聴いていたのか、働き始めたときにどういうところでどういう映画を見ていたのかとか。

—— 確かに自分史を拝見すると、学生時代などに割かれているページは比較的多いのに対して、お子さんができたあたりからの話については、少なく扱われる場合が多いです。

関係があると思います。

—— 最後に、こちらのプロジェクトでは、今後どのようなことに取り組まれていく予定ですか。

今後も、よりよい認知症への地域ケアを追求していきます。それから、自分史には、「これまでこう生きてきた」ということに加えて、「これからこう生きたい」という話もあっていいと思っています。こういう希望を認知症になる前に書いておけば、認知症になったときに、希望の表明に沿ったケアができるので、とてもいいケアができると思います。そういう研究を、今後やっていきたいですね。

制作同意書

家族への自分史作りの同意を得る

福祉施設など、家族以外の第三者がお年寄りのアルバム自分史を作ろうとする場合は、本人の家族への同意が欠かせません。同意していただくことは、①アルバム自分史の制作、②写真の提供、③個人情報の取扱い、及び④制作後の活用についてです。なぜ必要なのか簡単に解説します。

1、アルバム自分史の制作について

大前提として、アルバム自分史の制作自体について、同意を得ます。アルバム自分史には、家族について記載されることも多く、家族にとって家族史に触れられたくないと思う場合もあるからです。

2、写真の提供について

本人だけでは、アルバムを出してきたり、管理したりすることが難しい場合も多いので、そのようなときは家族の助けが必要になります。

3、個人情報の取扱い

自分史には、その性質上、個人情報が多く含まれるため、どのようにその情報を扱うのか、あらかじめお伝えする必要があります。

4、制作後の活用

アルバム自分史は制作後の活用にも認知症ケアとしての役割があるため、どのように使用する予定があるのか、どのような人の目に触れることになるのかについても、同意を得ます。

以上の要素を盛り込んだ、家族の同意書のサンプルを次のページに掲載します。**あくまでサンプルなので、実施事業者の事情や状況に合わせて、カスタマイズして使用してください。**

アルバム自分史制作に関する同意書

株式会社〇〇〇〇
代表〇〇〇〇

□□□□様のアルバム自分史を制作する上で、下記内容のご家族のご承諾をお願いいたします。
（書籍『認知症の人と一緒に作るアルバム自分史』に基づき、アルバム自分史を制作します。）

記

■制作の目的
・認知症の症状緩和のためのケアのひとつとして
・ご本人の理解による、さらなる介護サービス向上のため

■承諾内容
・アルバム自分史の制作、写真の提供、個人情報の取扱い、及び制作後の活用

個人情報取扱いの方針

1.個人情報の利用目的
株式会社〇〇〇〇は、お客様からご提示いただいたお客様個人に関わる情報（以下、「個人情報等」と言います）を、アルバム自分史制作のために利用させていただきます。お客様の承諾なく、他の目的には利用いたしません。

2.個人情報の第三者提供
株式会社〇〇〇〇がお預かりした個人情報等は、お客様の事前の承諾を得た場合を除き、第三者へ提供、取扱いを委託することはありません。

3.個人情報の開示等
株式会社〇〇〇〇は、制作中のアルバム自分史に対して、個人情報等の開示や変更、削除等の求めがあった場合には、すみやかに対応いたします。

※個人情報とは「個人情報の保護に関する法律」に定義される「個人情報」を意味します。
※アルバム自分史制作後の活用方法については、認知症ケアを目的としたご本人の閲覧の他、コミュニケーション促進を目的とした他の施設利用者による閲覧、及びご本人の理解を目的とした施設スタッフによる閲覧を予定しています。

（次ページへ続く）

なお、アルバム自分史は完成前にご家族に内容のご確認をお願いいたします。

以上

上記のアルバム自分史の制作、写真の提供、個人情報の取扱い及び制作後の活用に同意いただけましたら、次のご署名欄にご署名お願い申し上げます。

□□□□様のアルバム自分史の制作、写真の提供、個人情報の取扱いに承諾します。

　　　　　　　　年　　　月　　　日　　ご署名：＿＿＿＿＿＿＿＿＿＿＿＿様　㊞

※当同意書は、あくまでサンプルです。実施事業者の事情や状況に合わせて、記載内容をご検討ください。また、当同意書に基づくいかなる運用結果に関して、著者および出版社のいずれも一切の責任を負いません。

個人情報の適切な取扱いのためのガイドライン

　福祉施設での個人情報の取扱いに当たっては、厚生労働省がガイドラインを公開しているので、心配な場合は、関連箇所を一読することをおすすめします。医療・介護関係事業者の実例を踏まえた内容になっています。

　なお、『「医療・介護関係事業者における個人情報の適切な取扱いのためのガイダンス」に関するQ&A（事例集）』にも、具体的な事例が収められています。

　URLなどの詳細を、次に記載します。

［厚生労働省HP＞個人情報保護法］
厚生労働分野における個人情報の適切な取扱いのためのガイドライン等
URL：https://www.mhlw.go.jp/stf/seisakunitsuite/bunya/0000027272.html

［介護関係事業者向けの資料（PDF）］
『医療・介護関係事業者における個人情報の適切な取扱いのためのガイダンス』（平成29年4月14日通知、同年5月30日適用）
URL：https://www.mhlw.go.jp/file/06-Seisakujouhou-12600000-

『「医療・介護関係事業者における個人情報の適切な取扱いのためのガイダンス」に関するQ&A（事例集）』（平成29年5月30日適用）
URL：https://www.mhlw.go.jp/file/06-Seisakujouhou-12600000-Seisakutoukatsukan/0000166287.pdf

終 わ り に

　本書『認知症の人と一緒に作るアルバム自分史』を手にとっていただき、誠にありがとうございます。蛇足ながら、私がこの事業に取り組んできた経緯を記させていただきます。

　私は大学を卒業後、大手電機メーカーに入社しましたが、入社直後から勤務中に眠りに落ちる、メールや会議内容が理解できない、髪が大量に抜けるなどの症状に苦しみました。「双極性障害Ⅱ型」との診断を受けて秋田県の実家に戻って療養することになりましたが、その間、私は薬の副作用で深刻な不眠に見舞われることになります。

　あるとき、私は軽度認知症の祖母のために、自分史を作ってあげました。すると、祖母の症状が大きく変化したのです。自分自身が薬の副作用に苦しめられたこと、一方で祖母の認知症が自分史作りによって変化したこと、この二つの出来事から、私は安易な薬物療法の危険性と非薬物療法の効果を知り、「認知症ケアとしての自分史」に可能性を感じるようになりました。

　当時、秋田の高齢化率は全国No.1で、日本全体の高齢化率よりも5年ほど進んでいました。そこで私は「5年先の未来の先取り」と考え、2013年に事業化に踏み切ったのです。実は、「認知症ケアとしての自分史」というアイディアにはいくつかの先行研究があり、本書を共著していただいた山本先生の論文には、事業化への後押しをいただきました。

　起業の翌年、2014年には「グッドデザイン賞」（公益法人日本デザイン振興会主催）を受賞します。また、NHKや日本テレビなどの大手メディアにも取り上げられるようになりました。これらの評価は「新しいケア手法のパイオニア」として認められた証拠ですし、アイディアを広く社会に共有し、今では多くの介護関係者が自分史に関心を持つ世の中を作り出したと自負しています。

　パイオニアとしてスポットライトは当たった一方、事業内容が新しすぎて採算性は取れず、苦しい日々が続きました。しかし、2016年に読売新聞社様との協業による「よみうり自分史」が始まって息を吹き返しました。読売新聞社クロスメディア部と読売プラスの皆様は私を救ってくれた恩人です。

終わりに

　そして「5年先を行く」と考えて起業してから5年がたった2018年、二つの印象的な出来事がありました。一つは、翔泳社から本書の執筆依頼を受けたことです。これは、「世の中が追いついてきてくれた」という実感を私に与えてくれました。もう一つは、著作権侵害の被害を受けたことです。ある福祉施設の職員が、使用許諾依頼なし、引用元の表記なしで、私が以前作った自分史の文章を数多く使用して、自分史を作っていたのです。さらに、著者としてその施設の職員の名前がクレジットされており、衝撃を受けました。

　このことは、アルバム自分史の具体的な制作方法の共有が必要な段階に入っていることを、気づかせてくれました。介護事業者がコンテンツ制作という専門性の高い事業を始めるには困難が伴います。そこで、翔泳社の力添えを受けて、福祉施設の職員の方を主たる対象として、具体的な制作方法を説明する本を作れば「認知症ケアのための自分史」は大きく広まると考えて、この本を執筆することにしました。

　ところで、冒頭に述べた私の病気は双極性障害Ⅱ型ではなく、18歳の時に起きた深刻なトラウマ体験を原因とするPTSDであったことがわかりました。トラウマは、その出来事をよく思い出して再体験する心理療法によって解消できます。一方で、自分史作りの中でも、辛い思い出に向き合うと、心の問題から解放されるという効果があります。この効果は自我の統合とも密接な関連性があり、自分史の最も意義深い点であると考えていますが、これはトラウマケアの心理療法と同じメカニズムだと思います。私はこの事業を通して高齢化社会に貢献したいと起業しましたが、実は自分自身の問題解決に大きな意味を持っていたことに気づきました。

　この本を書き終えた今、「世界が破綻するような衝撃」を何度も再体験したトラウマ以後の20年間と、自分自身の問題解決とその体験の社会還元に成功した起業からの6年間に深い満足感を覚えています。

株式会社私の絵本カンパニー

代表取締役　北林陽児

本書内容に関するお問い合わせについて

このたびは翔泳社の書籍をお買い上げいただき、誠にありがとうございます。弊社では、読者の皆様からのお問い合わせに適切に対応させていただくため、以下のガイドラインへのご協力をお願い致しております。下記項目をお読みいただき、手順に従ってお問い合わせください。

●ご質問される前に

弊社Webサイトの「正誤表」をご参照ください。これまでに判明した正誤や追加情報を掲載しています。

　　　　　正誤表　https://www.shoeisha.co.jp/book/errata/

●ご質問方法

弊社Webサイトの「刊行物Q&A」をご利用ください。

　　　　　刊行物Q&A　https://www.shoeisha.co.jp/book/qa/

インターネットをご利用でない場合は、FAXまたは郵便にて、下記"翔泳社 愛読者サービスセンター"までお問い合わせください。
電話でのご質問は、お受けしておりません。

●回答について

回答は、ご質問いただいた手段によってご返事申し上げます。ご質問の内容によっては、回答に数日ないしはそれ以上の期間を要する場合があります。

●ご質問に際してのご注意

本書の対象を越えるもの、記述個所を特定されないもの、また読者固有の環境に起因するご質問等にはお答えできませんので、予めご了承ください。

●郵便物送付先およびFAX番号

送付先住所　〒160-0006　東京都新宿区舟町5
FAX番号　　03-5362-3818
宛先　　　　（株）翔泳社 愛読者サービスセンター

※ 本書に記載されたURL等は予告なく変更される場合があります。
※ 本書の出版にあたっては正確な記述に努めましたが、著者および出版社のいずれも、本書の内容に対してなんらかの保証をするものではなく、内容やサンプルに基づくいかなる運用結果に関してもいっさいの責任を負いません。
※ 本書に掲載されている画面イメージなどは、特定の設定に基づいた環境にて再現される一例です。
※ 本書に記載されている会社名、製品名はそれぞれ各社の商標および登録商標です。
※ 本書では ™、®、© は割愛させていただいております。

著者

北林 陽児 (きたばやし ようじ)

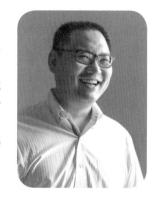

秋田県出身、1981年生まれ。京都大学経済学部卒。株式会社私の絵本カンパニー代表取締役。
2012年に、自らの祖母に自分史を作ったところ、認知症の症状に緩和が見られたことをきっかけに「認知症対策としての自分史作り」の普及に努める。グッドデザイン賞2014の受賞や多くのメディア取材を受けパイオニアとしての評価を受けた。2016年からは読売新聞社との共同事業「よみうり自分史」を開始し、新しい形の自分史を広く提案している。
（執筆担当　巻頭、第3章、第4章、巻末）

山本 由子 (やまもと ゆうこ)

島根県出身。看護師として病院およびクリニックに勤務の後、2009年東京大学大学院医学系研究科保健学修士課程修了、老年看護学の教員となる。認知症高齢者を対象として、構造的に過去の体験の想起を促すこと、お話を基にご本人と家族に向けた思い出帳を作成し使用することをテーマとした研究を進める。2015年聖路加国際大学大学院博士課程を修了。ご家族やケアスタッフで手軽に使用できる思い出帳作成ツールの開発を目指している。
（執筆担当　第1章、第2章）

装丁、紙面デザイン	小口翔平＋喜來詩織（tobufune）
カバー写真	武藤貴臣
イメージイラスト	いだりえ
解説イラスト	角田裕吾、宮下みどり（株式会社 明昌堂）
DTP	株式会社 明昌堂
編集	風間怜

認知症の人と一緒に作るアルバム自分史
症状が緩和され笑顔が戻る魔法のケア

2019年 10月 11日　初版 第 1 刷発行

著　　　者	北林 陽児、山本 由子
発 行 人	佐々木 幹夫
発 行 所	株式会社 翔泳社（https://www.shoeisha.co.jp）
印刷・製本	日経印刷株式会社

©2019 Kitabayashi Yoji, Yamamoto Yuko

本書は著作権法上の保護を受けています。本書の一部または全部について（ソフトウェアおよびプログラムを含む）、株式会社翔泳社から文書による許諾を得ずに、いかなる方法においても無断で複写、複製することは禁じられています。

本書へのお問い合わせについては、126 ページに記載の内容をお読みください。

造本には細心の注意を払っておりますが、万一、乱丁（ページの順序違い）や落丁（ページの抜け）がございましたら、お取り替えします。03-5362-3705 までご連絡ください。

ISBN978-4-7981-6281-2　　　　　　　　　　　　Printed in Japan